Gute Genesung
Tipps zum Gesundwerden & Gesundbleiben

Astrid Marschall
Julia Rakus

Impressum

© 2018 Dr. Astrid Marschall
Umschlaggestaltung/Layout/Satz: Brigitte Marschall
Fotos: Mag. Lisa Gastager (Porträts) und Mag. Dr. Julia Rakus (Cover)
Illustrationen: Icons+Yoga: www.thenounproject.com, Akupunkturpunkte: Dr. Astrid und Brigitte Marschall auf Basis www.shutterstock.com
Lektorat: Mag. Anna Jell
Herausgeberin: Dr. Astrid Marschall

Verlag und Druck: tredition GmbH, Halenreie 40-44, 22359 Hamburg

ISBN Hardcover   978-3-7469-9303-4
ISBN Paperback   978-3-7469-9304-1
ISBN e-Book   978-3-7482-0004-8

Das Werk, einschließlich seiner Teile, ist urheberrechtlich geschützt. Jede Verwertung ist ohne Zustimmung des Verlages und des Autors unzulässig. Dies gilt insbesondere für die elektronische oder sonstige Vervielfältigung, Übersetzung, Verbreitung und öffentliche Zugänglichmachung.

Bibliografische Information der Deutschen Nationalbibliothek:
Die Deutsche Nationalbibliothek verzeichnet diese Publikation in der Deutschen Nationalbibliografie; detaillierte bibliografische Daten sind im Internet über http://dnb.d-nb.de abrufbar.

Haftungsausschluss:
Die beschriebenen therapeutischen Hinweise und Anregungen sollen und können eine ärztliche Behandlung und schulmedizinische Abklärung nicht ersetzen.
Die Anwendung erfolgt auf eigene Gefahr und auf eigenes Risiko. Für Schäden oder Unannehmlichkeiten jeglicher Art, die durch den Gebrauch oder Missbrauch der hier zur Verfügung gestellten Informationen entstehen, können die Autoren weder direkt noch indirekt zur Verantwortung gezogen werden.

Liebe Leserin, lieber Leser,

bevor wir zum Wichtigsten kommen, nämlich zu Anregungen, Vorschlägen und Ideen zur Aufrechterhaltung und Wiederherstellung Ihrer Gesundheit, möchte ich mich Ihnen kurz vorstellen:

Nach meinem Medizinstudium an der Universität Innsbruck und der anschließenden sechs Jahre dauernden klinischen Ausbildung zur Ärztin für Allgemeinmedizin an verschiedenen Krankenhäusern in Tirol und Salzburg, habe ich mich darum bemüht, ein umfassendes Allgemeinwissen im Rahmen der Alternativmedizin zu erwerben, um es in der Behandlung meiner Patientinnen und Patienten anzuwenden. Das war zum damaligen Zeitpunkt – Anfang der 1980er Jahre – noch eine ziemlich exotische und ungewöhnliche Idee, der ich aber Zeit meiner praktischen Tätigkeit mit großer Freude und Begeisterung nachgegangen bin, nachdem mir in der reinen schulmedizinischen Behandlung viel an Heilendem für die Menschen gefehlt hat. So habe ich, abgesehen von meiner Ausbildung in klassischer Homöopathie, auch eine Ausbildung in Akupunktur und Traditioneller Chinesischer Medizin absolviert, im Rahmen derer ich auch ein Semester an der Universität in Peking studierte. Anschließend habe ich mir noch Kenntnisse in westlicher Phytotherapie (Behandlung mit Heilkräutern), Ayurveda, Ernährungsmedizin und Orthomolekularmedizin angeeignet. Auch eine Ausbildung zur Psychotherapeutin habe ich durchlaufen, da es mir absolut wesentlich und für eine Heilung oft unumgänglich erscheint, psychische und psychosomatische Überlegungen in den Heilungs- und Gesundungsprozess mit einzubeziehen.

In 30 Jahren eigener Praxis durfte ich mit vielen Patientinnen und Patienten arbeiten und hoffentlich viele von ihnen in ihrem Heilungsprozess unterstützen. Ich bin meinen Patientinnen und Patienten von Herzen dankbar, dass ich sie behandeln, sie in Ihrem Leben unterstützen und auch Vieles von ihnen lernen durfte. Nun habe ich mich in die Pension verabschiedet und möchte mein Wissen und die Erfahrung, die ich in meiner Praxis sammeln durfte, an meine ehemaligen Patientinnen und Patienten und an Interessierte weitergeben. So ist die Idee zu diesem Buch entstanden.

Ich habe für Sie unkompliziert anzuwendende Behandlungsmethoden aus den verschiedensten Bereichen der Naturheilkunde, die sich in meiner ärztlichen Praxis bewährt haben, zusammengetragen, um Ihnen zu helfen, sich selbst, Ihrer Familie und Ihren Lieben Gutes zu tun, wenn Sie sich in Ihrem Körper nicht mehr wohl und gesund fühlen.

Aufgrund besserer Lesbarkeit habe ich mich dafür entschieden, abwechselnd die weibliche Form, das heißt „Ärztin" und „Patientin" und die männliche Form, also „Arzt" und „Patient" zu verwenden, da ich Sie als

Leserin und Leser ansprechen und erreichen möchte, gemäß eines wunderbaren und mich sehr berührenden Spruchs, den ich in einem Café in Prag gelesen habe:

„We welcome all races, all religions, all countries of origin, all sexual orientations, all genders, all abilities, we stand with you, you are safe here."

Ich möchte Sie in meinem Buch willkommen heißen – egal welcher Herkunft, welcher Religion, aus welchem Land Sie kommen, egal welcher sexuellen Orientierung und welchen Geschlechts, egal, was Ihnen möglich ist und was nicht, ich möchte Sie gerne dabei unterstützen, sich selbst zu helfen.

Und bitte geben Sie Acht: Selbstbehandlung hat ihre Grenzen!

Wenn Sie die Anleitungen befolgen, und nicht innerhalb weniger Tage eine deutliche Besserung auftritt, nehmen Sie bitte unbedingt Kontakt mit Ihrer Ärztin oder Ihrem Arzt auf!

Situationen, in denen Sie auf jeden Fall an ärztliche Hilfe denken sollten, habe ich mit 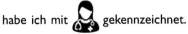 gekennzeichnet.

Ganz bewusst empfehle ich Ihnen hier nur wenige homöopathische Arzneimittel – diese sind hochwirksame Medikamente, die in die Hand eines in dieser Methode ausgebildeten Spezialisten gehören.

Was fast immer hilfreich ist, wenn Sie krank sind:
Ruhe, Schlaf, Erholung und gute Ernährung, um die Genesung zu fördern.

Und wenn Sie gesund sind:
Ruhe, Schlaf, Erholung, gute Ernährung und Bewegung, um auch gesund zu bleiben.

Oft können Sie sich mit Hilfe von Maßnahmen aus dem Bereich der Kräuterheilkunde, der chinesischen Medizin, aber auch mit den Heilmethoden nach Kneipp oder verschiedenen Massagetechniken und Wickeln selbst helfen.

Die erwähnten Hausmittel können Sie auch größtenteils problemlos zusätzlich zu einer klassisch homöopathischen Behandlung selbstständig verwenden, ohne die Behandlung zu stören.

Aber Achtung: Es gibt einzelne homöopathische Arzneimittel, deren Wirkung durch die Verwendung verschiedener Heilkräuter und -öle gestört wird – fragen Sie Ihre Homöopathin danach, wenn Sie sich in homöopathischer Behandlung befinden.

Generell ist es sinnvoll, während klassisch-homöopathischer Behandlungen auf die Verwendung von Substanzen wie Kampfer, Eukalyptus, Menthol und eventuell auch auf Kaffee zu verzichten.

Insbesondere empfehle ich Ihnen in diesem Buch sogenannte „Hausmittel", die sich über viele Jahre in unseren Breiten entwickelt und in meiner täglichen Praxis bewährt haben.

Zum einen handelt es sich um Hinweise bezüglich der allgemeinen Lebensführung, zum anderen zeige ich Ihnen einfache Behandlungsmöglichkeiten auf. Meist beschreibe ich Ihnen Wickel, Anwendungen nach Kneipp, dem „Ahnen" vieler Anwendungen in der Naturheilkunde, aber auch die Verwendung verschiedenster Kräuter in Form von Tees, Inhalationen und Wickeln.

Zusätzlich zu den vielfältigen Möglichkeiten der so genannten europäischen Naturheilkunde finden Sie auch Hinweise auf ergänzende Maßnahmen aus der medizinischen Tradition der chinesischen Kultur.
Die Traditionelle Chinesische Medizin, auch als „TCM" bezeichnet, ist ein ganzheitlich orientiertes medizinisches System, das sich über Jahrtausende hinweg in China entwickelt hat und vor allem folgende Behandlungsmethoden umfasst: Akupunktur, Massage, Qi Gong, Heilkräuter und Ernährung.

Sie basiert auf dem Konzept eines ungestörten „Qi"-Flusses. Dieses „Qi" – vielleicht am ehesten mit dem Begriff „Energie" zu übersetzen – fließt nach der Vorstellung der TCM in bestimmten Bahnen im Körper, die als Meridiane bezeichnet werden. Bei Störungen im Bereich eines Meridians wird der Energiefluss mittels Akupunkturnadeln wieder hergestellt. Ähnliches kann durch die Behandlung von Akupunkturpunkten mittels Akupunktmassage erreicht werden. In diesem Rahmen empfehle ich Ihnen vor allem die Selbstmassage bestimmter Akupunkturpunkte (und die Anwendung spezieller Qi Gong- und Yogaübungen).

Die von mir empfohlenen Kräuter stammen nicht aus dem Fernen Osten – es handelt sich ausschließlich um Kräuter aus unseren Breiten. Sie sind uns vertraut und verlässlich in guter Qualität bei uns erhältlich.

Des Weiteren werden Sie auch noch einzelne Empfehlungen aus dem Ayurveda – der alten indischen Medizin – und der Hildegardmedizin – einer Naturmedizin, die auf Rezepturen der heiligen Hildegard von Bingen beruht – vorfinden, die in keine der genannten Kategorien passen. Ich empfehle Ihnen ausschließlich Behandlungsformen, die ich meinen Patientinnen und Patienten gerne vorschlage, da sie sich in meiner Praxis als hilfreich erwiesen haben.

Es geht mir nicht darum, Sie zu Laientherapeuten in all diesen Methoden auszubilden, auch nicht zu Behandlern, die von Vielem ein wenig wissen - ich möchte Ihnen praktisch durchführbare Maßnahmen anbieten, damit Sie sich erst einmal selbst weiterhelfen können, wenn Sie sich nicht gesund fühlen.

Die einzelnen Kapitel habe ich – mit einigen Kompromissen – alphabetisch angeordnet, um die Krankheiten möglichst problemlos auffindbar zu machen. Bei der Auswahl der Themen habe ich mich daran orientiert, aufgrund welcher Erkrankungen und Sorgen meine Patientinnen und Patienten mich am häufigsten in meiner Praxis konsultierten.

Am Ende des Buches finden Sie eine sehr einfache, alltags- und reisetaugliche mehrsprachige Notfallapotheke – mit Hilfsmitteln, die Sie wirklich überall besorgen können, auch wenn es keine Apotheke in der Nähe gibt – ein Lebensmittelgeschäft finden Sie bestimmt.

Da ich auch Psychotherapeutin und außerdem passionierte Leserin bin, konnte ich nicht umhin, noch ein Extra-Kapitel mit Hinweisen auf „Gute Genesungs-Geschichten" hinzuzufügen. Besonders wenn man krank ist und sich nicht gut fühlt, braucht es Geschichten zum Gesundwerden.

Als Unterstützung für das Verfassen dieses Buches konnte ich meine ärztliche Kollegin Frau Mag. Dr. Julia Rakus gewinnen. Sie ist ebenfalls Allgemeinmedizinerin und hat unter anderem eine umfassende Ausbildung in Traditioneller Chinesischer Medizin und verschiedenen anderen komplementärmedizinischen Methoden. Sie ist Ernährungswissenschaftlerin und Yogalehrerin und sieht Ernährung und die tägliche Yogapraxis als wichtigen Teil ihrer medizinischen Tätigkeit. Sie hat mit ihrem Wissen und ihrer Erfahrung, vor allem was Ernährung und Yoga betrifft, wesentlich zur Entstehung dieses Buches beigetragen.

Dr. Astrid Marschall

Inhaltsverzeichnis

ALLGEMEINER TEIL

Erläuterungen: Begriffe, Anwendungen, Maßnahmen, Zubereitungen und Empfehlungen	10
Bäder	14
Eigenbluttherapie	15
Inhalation	16
Kneipp'sche Anwendungen	17
Ölziehen	19
Palmieren	20
Wickel, Anwendungen	21
Kräuter	33
Nahrungsmittelergänzungen	39
Akupunktmassage	40
Körperübungen und Entspannungsmethoden:	48
Yogatherapie:	52
Ernährung	63

DIE KRANKHEITSBILDER IM EINZELNEN

Allergien, Heuschnupfen	77
Augenbeschwerden	82
Blähungen, Magen-Darmprobleme	85
Durchfall	91
Erkältung	95
Fieber	99
Hämorrhoiden	102
Halsschmerzen	105
Harnwegsinfekt, Blasenentzündung	108
Husten	111
Insektenstiche	117
Kopfschmerzen	121
Krampfadern	126
Kreislaufprobleme	130
Magenprobleme	135
Menstruationsbeschwerden	140
Nervosität, Unruhe, Spannungszustand, Stress	145
Ohrenschmerzen	151
Rheuma, Gelenksbeschwerden	155
Rückenschmerzen	159
Schlaflosigkeit	163
Schnupfen, Nasennebenhöhlenentzündung (Sinusitis)	168
Sodbrennen	172
Sonnenschutz, Sonnenbrand	176
Verletzungen, Muskelkater, Blutergüsse	178
Verstopfung	180
Wechselbeschwerden (Klimakterium)	184
Zähne, Zahnfleischprobleme	188

ANHANG

Reiseapotheke / Erste Hilfe	192
Bücher, Vorlesen	195
Index	198

ALLGEMEINER TEIL

Erläuterungen: Begriffe, Anwendungen, Maßnahmen, Zubereitungen und Empfehlungen

Ein wichtiger Grundsatz:

Es geht nicht nur um den Befund, sondern vor allem um das Befinden des Patienten.

Das heißt auch: Befolgen Sie bitte niemals Anregungen, die zwar empfohlen werden und theoretisch sinnvoll erscheinen mögen, dem Kranken aber von Vornherein unangenehm sind. Also: Beispielsweise keine kalten Wickel, wenn diese die Schmerzen verschlechtern, keine warmen Anwendungen, wenn der Patient das dringende Bedürfnis nach Abkühlung hat.

Es gibt natürlich noch viele andere Formen von Anwendungen, verschiedenste Wickel und so weiter. Ich zeige Ihnen hier nur die Möglichkeiten, die ich in der täglichen Praxis hilfreich und unkompliziert gefunden habe und die ich Ihnen gerne ans Herz legen möchte.

Im Folgenden beschreibe ich Ihnen alphabetisch geordnet die einfache Durchführung der Anwendungen, auf die ich später im Text mit dem Hinweis „s. allgemeiner Teil" immer wieder verweise.

Zuerst ein Überblick, anschließend die genauere Beschreibung der Durchführung:

Anwendungen		Indikationen
Bäder	Ölbäder	
	Bäder mit Kräutern	
Eigenblut-therapie		Allergien, wiederkehrende Infekte, Rekonvaleszenz, Unterstützung der Immunabwehr
Inhalation, Nasendusche		Infekte der Atemwege, Nasennebenhöhlenentzündungen, Schnupfen

Erläuterungen: Begriffe, Anwendungen, Maßnahmen, Zubereitungen und Empfehlungen

Anwendungen		Indikationen
Kneipp'sche Anwendungen	ansteigendes Fußbad	Kopfschmerzen, Fieber, Erkältungen
	Armbad	Kopfschmerzen, Müdigkeit, niedriger Blutdruck
	Kneipp'sche Socken	Fieber, Kopfschmerzen
	Storchengang	Abwehrschwäche, Kreislaufprobleme, Krampfadern, Schlaflosigkeit
	Unterschenkelbad	Kopfschmerzen, Müdigkeit, Erschöpfung
	Wechselbad	Abwehrschwäche, Kopfschmerzen, Kreislaufprobleme
Ölziehen		Infekthäufigkeit, Zahnfleischentzündungen
Palmieren		Augenbrennen, Kopfschmerzen, Nervosität, Unruhe
Wickel	Alkoholwickel	stumpfe Verletzungen
	Arnikawickel	stumpfe Verletzungen
	Augentrostauflagen	gerötete, überanstrengte Augen
	Beinwellauflagen	stumpfe Verletzungen
	Bienenwachswickel	Reizhusten
	Eiswickel	stumpfe Verletzungen
	Essigwickel	Fieber
	heiße Wickel / trocken od. feucht	Bauchschmerzen, Halsschmerzen, Husten, Magenschmerzen, Rückenschmerzen
	Heilerdewickel	Gelenksschmerzen, Rheuma, Venenentzündungen, stumpfe Verletzungen

Anwendungen		Indikationen
	heiße Rolle	Rückenschmerzen, Husten
	Heublumenpackung	Magenprobleme, Menstruationsbeschwerden, Reizblase, Blasenentzündung, Rückenschmerzen
	kalte Kompressen	Kopfschmerzen, Gelenksschmerzen, akute Rückenschmerzen, stumpfe Verletzungen
	Kartoffelwickel	Halsschmerzen, Husten, Magenprobleme, Rückenschmerzen
	Kirschkernkissen	Bauchschmerzen, Menstruationsschmerzen, Rückenschmerzen, kalte Füße, stumpfe Verletzungen
	Kraut- oder Kohlwickel	Gelenksschmerzen, Rheuma, Milchstau, stumpfe Verletzungen
	Kren/Meerrettich-Wickel	Schnupfen, Nasennebenhöhlenentzündung
	Lavendelkompressen	Husten, Schlaflosigkeit
	Leinsamenwickel	Kopfschmerzen, Magenschmerzen, Menstruationsbeschwerden, Blasenentzündungen, Nasennebenhöhlenentzündungen, Schnupfen
	Ölwickel	Husten
	Pulswickel	Fieber, Kopfschmerzen
	Schnapswickel	stumpfe Verletzungen
	Tonauflagen	stumpfe Verletzungen

Erläuterungen: Begriffe, Anwendungen, Maßnahmen, Zubereitungen und Empfehlungen

Anwendungen		Indikationen
	Topfenwickel, Tofuwickel,	Halsschmerzen, Husten, Milchstau beim Stillen, stumpfe Verletzungen, Prellungen, Blutergüsse, Venenentzündungen
	Wadenwickel	Fieber
	warme Auflagen	Bauchschmerzen, Gelenksschmerzen, Kopfschmerzen, Menstruationsschmerzen, Nasennebenhöhlenentzündungen, Ohrenschmerzen
	Zitronenwickel	Halsschmerzen, Husten
	Zwiebelsäckchen	Erkältung, Schnupfen
	Zwiebelsocken	Fieber
	Zwiebelwickel	Husten, Halsschmerzen

In den einzelnen Krankheitskapiteln finden Sie Hinweise auf die jeweiligen hilfreichen Anwendungen.

Bäder

Ölbäder:

So geht's:
Bitte verwenden Sie hochwertige ätherische Öle, diese sind in Apotheken, Reformhäusern und Bioläden in guter Qualität erhältlich. Da sich Öle nicht gut mit dem Badewasser vermischen, ist es notwendig, sie vorher in einer anderen Substanz aufzulösen: mischen Sie zum Beispiel das ätherische Öl (ca. 10-20 Tropfen) zuerst mit ca. 100-200 ml Sahne oder mit ein paar Löffeln Honig. Auch Meersalz kann Öle gut aufnehmen. Lösen Sie dann diesen Trägerstoff im Badewasser auf, auf diese Weise kann sich die Wirkung des Öles gut entfalten.

Bäder mit verschiedenen Kräuterzusätzen

Die einzelnen Kräuter finden Sie unten in der Übersicht, s. Abschnitt „Kräuter", teilweise auch in den einzelnen Kapiteln beschrieben – die jeweils unterschiedlichen, empfohlenen Kräuter werden für Kräuterbäder folgendermaßen zubereitet:

So geht's:
Zwei bis vier Esslöffel des Krauts mit ca. einem Liter kochend heißem Wasser übergießen, etwa 15 Minuten zugedeckt ziehen lassen, abseihen und ins Badewasser gießen.

Eigenbluttherapie

Dabei handelt es sich um eine ärztliche Maßnahme in Form von Injektionen oder in potenzierter (homöopathisch zubereiteter) Form als Tropfen oder Kügelchen/„Globuli", empfohlen bei
- Allergien (vor allem Heuschnupfen)
- Chronischen Infekten der Atemwege (Bronchien, Nasennebenhöhlen)
- Häufig auftretenden Infekten
- In der Rekonvaleszenz
- Oder allgemein zur Unterstützung der Immunabwehr

Diese Methode ist z.B. in homöopathischer, also „potenzierter" Form als „Eigenblutglobuli" besonders für Kinder geeignet (ideal für Kindergarten- und Schulkinder, die unter häufigen Infekten leiden) und sehr beliebt. Ich kann Ihnen diese Behandlung nur wärmstens empfehlen, obwohl sie eigentlich nicht zur „Selbst"-Hilfe im engeren Sinne zählt. Fragen Sie Ihre Ärztin danach. Vor allem mit meinen kleinen Patienten aber auch mit Erwachsenen habe ich sehr gute Erfahrungen mit dieser Methode gemacht.

So geht's:
Mit einem einzigen Pieks werden ein paar Tropfen Blut abgenommen und anschließend homöopathisch zubereitet. Die hergestellten Kügelchen werden langfristig vorbeugend eingenommen und sind besonders bei Kindern sehr beliebt. Sie können aber auch bei akuten Erkrankungen jederzeit in erhöhter Dosierung selbst eingenommen, beziehungsweise von den Eltern gegeben werden, also ein ideales „Hausmittel".

Inhalation

Inhalationen können vor allem bei Husten angenehm und beruhigend wirken, sind aber auch bei Nasennebenhöhlenentzündungen und Schnupfen hilfreich.

So geht's:
Bringen Sie Salzwasser in einem Topf zum Kochen, stellen Sie den Topf mit dem Salzwasser in ein Waschbecken, setzen Sie sich davor und atmen Sie den Dampf ein. Wenn das Wasser etwas abgekühlt ist, breiten Sie ein Handtuch zeltförmig über Kopf und Kochtopf, um den Dampf besonders gut einatmen zu können.
Achtung: Es können Verbrühungen passieren, wenn beim Inhalieren der Topf umkippt, daher lege ich großen Wert darauf, dass er im Waschbecken steht und damit gesichert ist.

Bei kleineren Kindern bevorzuge ich eine allgemeine intensive Luftbefeuchtung durch Dampfen lassen kochenden Salzwassers auf dem Herd (am besten bei geschlossener Küchentüre!), um zu verhindern, dass die Einatemluft allzu heiß wird, Erwachsene können das gut selbst regulieren.

Kneipp'sche Anwendungen

Der berühmte Kräuterpfarrer Sebastian Kneipp hat viele einfache Möglichkeiten beschrieben, um sich nur mit Hilfe von Wasser, Wärme und Kälte ganz unkompliziert selbst zu helfen.

Ansteigendes Fußbad

Empfohlen bei:
- Kopfschmerzen
- Fieber
- Beginnenden Erkältungen

So geht's:
Setzen Sie sich an den Badewannenrand, platzieren Sie einen Eimer in der Badewanne, setzen Sie sich auf den Badewannenrand und stellen Sie die Füße hinein. Das geht natürlich genau so bei einer Duschwanne anstelle einer Badewanne. Anschließend leiten Sie warmes Wasser bis in Knöchelhöhe ein. Nach ein paar Minuten beginnen Sie langsam sehr warmes Wasser bis unters Knie zufließen zu lassen. Die Füße dann nicht abtrocknen, nur das Wasser kurz abstreifen, anschließend die Füße am besten mit warmem Öl einreiben und gleich ins Bett gehen.

Armbad nach Kneipp

Empfohlen bei:
- Kopfschmerzen
- Müdigkeit, Erschöpfung
- Kreislaufproblemen, niedrigem Blutdruck

So geht's:
Lassen Sie kühles bis kaltes Wasser (nicht eiskalt – ca. 12-15 Grad) abwechselnd über beide Unterarme laufen und streifen Sie dann die Arme kurz ab.

Kneipp'sche Socken

Empfohlen bei:
- Fieber
- Kopfschmerzen

So geht's:
Tauchen Sie Socken in kaltes Wasser, wringen Sie sie kurz aus. Socken anziehen, ruhen, ca. eine Stunde anbehalten, dann eventuell wechseln.

„Storchengang"

Empfohlen bei:
- Abwehrschwäche
- Kreislaufproblemen (bei niedrigem Blutdruck)
- Krampfadern
- Schlaflosigkeit

Eine ganz einfache Möglichkeit, den Kreislauf wieder in Schwung zu bringen, insbesondere im Sommer, wenn Ihnen die Hitze zu schaffen macht. Es gibt auch zunehmend öffentlich zugängliche Parks, in denen in Kneippanlagen der Storchengang in der freien Natur praktiziert werden kann.

So geht's:
In die Badewanne kühles – nicht eiskaltes – Wasser (ca. 12-15 Grad) einlaufen lassen, hineinsteigen und auf der Stelle treten, heben Sie dabei bei jedem Schritt den Fuß ganz aus dem Wasser.
Vorsicht – halten Sie sich dabei fest – Rutschgefahr in der Badewanne!

Unterschenkelbad

Empfohlen bei:
- Kopfschmerzen
- Müdigkeit, Erschöpfung

So geht's:
Ähnlich wie beim Armbad: kühles Wasser (12-15 Grad) abwechselnd über beide Unterschenkel laufen lassen, Wasser abstreifen.

Wechselbad

Empfohlen bei:
- Abwehrschwäche
- Kopfschmerzen
- Kreislaufproblemen (niedriger Blutdruck)

Ähnlich wie das oben beschriebene Unterarmbad. Es ist zwar ein wenig aufwändiger, aber sinnvoll, wenn Sie eher zum Frieren neigen.

So geht's:
Halten Sie die Unterarme ca. fünf Sekunden in kaltes, aber nicht eiskaltes Wasser (10-15 Grad), tauchen Sie sie anschließend kurz zum Erwärmen in warmes Wasser (35-38 Grad), dann wieder in das kalte Wasser. Mehrmals abwechseln, mit kalt aufhören.

Unterschenkel: derselbe Ablauf

Ölziehen

Hierbei handelt es sich um eine bewährte Entgiftungs- und Entschlackungsmethode, die sowohl in der russischen Volksmedizin als auch im Ayurveda Anwendung findet.

Empfohlen bei:
- Häufig auftretenden Infekten
- Zahnfleischproblemen – hier ist es auf jeden Fall einen Versuch wert

Es mag ja nicht besonders appetitlich klingen, ist aber halb so wild, probieren Sie es aus!

So geht's:
1-2 Teelöffel kaltgepresstes Sonnenblumen-, Sesam- oder Olivenöl in den Mund nehmen und bei geschlossenem Mund zwischen den Zähnen durchsaugen und spülen. Das Ganze ca. fünf Minuten lang durchführen, dadurch wird das Öl, das anfangs dickflüssig ist, wesentlich dünnflüssiger und von weißlicher Farbe. Schlucken Sie das Öl auf keinen Fall, sondern spucken Sie es dann aus, spülen Sie den Mund mit Wasser und putzen Sie sich anschließend die Zähne.

Palmieren

Das Palmieren finden wir im Qi Gong, wie auch im Ayurveda und in der Yogatherapie.

Empfohlen bei:
- Augenbrennen, müden Augen
- Kopfschmerzen

Das Palmieren (Palma bedeutet im Lateinischen „die Handfläche") ist auch eine wunderbare Erste Hilfe bei Stress, Anspannung, auch schon VOR den drohenden Kopfschmerzen und eine hilfreiche Entspannungsmethode, von so manchem als schnelle Geheimwaffe für Zwischendurch eingesetzt – wenn Sie den Freisprecher einschalten, geht das sogar während eines Telefonates.

So geht's:
Reiben Sie Ihre Hände aneinander, bis sie warm sind und sich seidig anfühlen, legen Sie sie dann auf die geschlossenen Augen und atmen Sie ruhig. Wenn Sie möchten, können Sie die Augen auch öffnen, lassen Sie die Hände ca. zwei bis drei Minuten liegen.

Wickel, Anwendungen

Wickel aller Art sind meine Lieblingsempfehlungen, hier beschreibe ich Ihnen einfache, problemlos anwendbare Möglichkeiten. Schon Kinder, die mit Wickeln als Hausmedizin aufwachsen, haben damit oft selbst kreative Erste Hilfe-Ideen – und so immer eine gute Erste Hilfe zur Verfügung. Aber: Wickel sind kein „Kinderkram", auch Erwachsenen tun Wickel einfach gut.

Alkoholwickel

Empfohlen bei:
- Stumpfen Verletzungen (z.B. Verstauchungen, Prellungen)

So geht's:
Tränken Sie ein Tuch mit hochprozentigem Alkohol – aus der Apotheke, ein billiger Schnaps vom Diskonter tut's aber auch – legen Sie es um das verletzte Gelenk und wickeln Sie ein trockenes Tuch locker darüber. Der Alkoholwickel kühlt das frisch verletzte Gelenk auf angenehme Art und Weise und unterstützt die Abschwellung, das hat sich insbesondere bei Knie- oder Sprunggelenksverletzungen zur Schmerzlinderung sehr bewährt. Besonders im Urlaub oder unterwegs ist das eine sehr gute Möglichkeit, hochprozentiger Alkohol ist fast überall problemlos erhältlich, im Notfall sogar an der Tankstelle und das Tuch lässt sich auch durch Papiertaschentücher ersetzen.

Arnikawickel

Empfohlen bei:
- Stumpfen Verletzungen

So geht's:
Durchführung wie beim Alkoholwickel, es wird jedoch statt des Alkohols Arnikatinktur (in der Apotheke erhältlich), die im Verhältnis 1:10 mit Wasser verdünnt wurde, verwendet. Die Wirkung ist ähnlich, allerdings ergänzt durch die entzündungshemmende Wirkung der Arnikapflanze. Auch Arnikasalben gibt es in guter Qualität in der Apotheke, bitte achten Sie auf einen hohen Wirkstoffgehalt, um die 20-30%.

Augentrostauflagen

Empfohlen bei:
- Geröteten Augen
- Überbelastung der Augen, zum Beispiel durch Computerarbeit oder zu viel angestrengtes Lesen

So geht's:
Übergießen Sie einen Teelöffel Augentrostkraut mit 100 Milliliter kochendem Wasser, lassen Sie ihn zehn Minuten ziehen, gießen ihn dann ab und lassen ihn abkühlen. Wattepads damit tränken, ausdrücken und auf die geschlossenen Augen legen, im „Schnellverfahren" – unterwegs, bei der Arbeit – können Sie stattdessen auch einfach Schwarzteebeutel verwenden, vielleicht bereiten Sie sich eine Tasse (oder eigentlich zwei Tassen) Schwarztee zu und genießen ein paar Minuten „Teepause" mit den benutzten und ausgedrückten Teebeuteln auf den Augen?

Beinwellauflagen

Empfohlen bei:
- Stumpfen Verletzungen

So geht's:
Sollten Sie frischen Beinwell zur Hand haben – im Garten ein besonderer Blickfang mit lila Blüten – so legen Sie ein paar Blätter um das verletzte Gelenk und wickeln ein trockenes Tuch darum. Dies ist auch ein Tipp für unterwegs, vielleicht haben sie ja das Glück, auf der Wanderung einen Beinwell zu finden. Der Beinwell ist – ähnlich wie die Arnika - eine entzündungshemmende, schmerzlindernde und abschwellende Pflanze. Meist wird der frische Beinwell wohl nicht zur Verfügung stehen, in diesem Fall können Sie auf Fertigpräparate in Form von Beinwellsalbe oder –tinktur aus der Apotheke zurückgreifen, der Wirkstoffgehalt sollte bei ca. 10% liegen.

Bienenwachswickel

Ein besonders angenehmer, warmer und wohlriechender Wickel, den nicht nur Kinder lieben:

Empfohlen bei:
- Reizhusten

So geht's:
Eine Bienenwabe in Bio-Qualität verwenden – zwischen zwei Wärmeflaschen oder mit dem Föhn, (eventuell auch ganz vorsichtig im Backrohr) erwärmen – und auf den Brustkorb auflegen, mit einem anliegenden T-Shirt fixieren und am besten – wie es bei allen Wickeln gut tut – ein wenig ruhen, natürlich mit einer Gesundwerdegeschichte.
Bienenwaben bekommen Sie beim Imker oder im Imkereifachhandel.

Eiswickel

Empfohlen bei
- Stumpfen Verletzungen

So geht's:
Geben Sie Eiswürfel in ein Säckchen und legen Sie es auf die schmerzende Stelle. Auch ein Beutel Tiefkühlerbsen kann hier gute Erste-Hilfe-Dienste leisten. Vorsicht, immer eine Stoffschicht zwischen Eis und Haut legen, um Erfrierungen zu verhindern. Eis sollte immer nur kurz – 10-15 Minuten – ganz am Anfang bei akuten Verletzungen verwendet werden, zu lange andauernde Anwendung kann aus traditionell chinesischer Sicht zu einer Blockade des Energieflusses führen.

Essig"patscherl", -socken, Wadenwickel

Empfohlen bei
- Fieber (eine sehr wirksame Methode)

Besonders bei fiebernden Kindern sehr gut anzuwenden, zugedeckt bis zur Nasenspitze, offenes Fenster für frische Luft – am besten in Verbindung mit einer schönen Genesungsgeschichte...
Achtung: Essigpatscherl sind nur dann geeignet, wenn die Füße des fiebernden Patienten heiß sind! – bei kalten Füßen sind Zwiebelsocken eine sinnvolle Alternative.

So geht's:
Tauchen Sie Kniestrümpfe in kühles Wasser (ca. 12-15 Grad), das mit Essig angereichert ist (einen Liter Wasser, ein paar Esslöffel Essig), wringen Sie sie rasch aus und ziehen Sie sie dem fiebernden Patienten an. Anstelle von Kniestrümpfen können Sie auch Stofftücher (z.B. Geschirrtücher) um die Waden wickeln. Trockene Handtücher darüber geben und den Patienten gut zudecken.
Werden die Wickel vom Patienten nach ca. 10-15 Minuten als zu warm empfunden, sollten Sie erneuert werden. Wenn Sie gerade keinen Essig zur Verfügung haben, können Sie ihn weglassen, auch ohne Essig ist ein guter Effekt zu erwarten.

Feuchtwarme bis -heiße Wickel (oder ev. trockene Wärme)

Empfohlen bei:
- Bauchschmerzen
- Halsschmerzen
- Husten
- Magenschmerzen
- Rückenschmerzen

Also fast immer dann, wenn Wärme als angenehm empfunden wird.

So geht's:
Ein Tuch in heißes Wasser tauchen, auswringen und auf den entsprechenden Bereich auflegen, mit trockenem Tuch abdecken, aber auch trockene Wärme ist eine hilfreiche und unkomplizierte Variante, am besten in Form von Wärmeflasche, warmen Kirschkernkissen, Dinkelkissen, Moorpackungen. Oder vielleicht mag der Patient lieber ein duftendes Kräuterkissen mit ein paar Tropfen angenehmem Duftöl – zum Beispiel Melissenöl kann Schmerz- oder Krampfsituationen oft gut beruhigen.

Heilerde- oder Lehmwickel

Empfohlen bei:
- Gelenksschmerzen, Rheuma
- Stumpfen Verletzungen
- Venenentzündungen

So geht's:
Verrühren Sie Heilerde und Wasser zu einem Brei, streichen Sie ihn ca. einen Zentimeter dick auf ein Tuch oder eine reißfeste Küchenrolle, legen Sie diese um das schmerzende Gelenk herum und befestigen Sie sie mit einem Tuch oder einer Sicherheitsnadel. Am besten belassen Sie den Wickel eine Stunde oder länger und entfernen ihn möglichst erst nach dem Abtrocknen. Anfangs kühlt die Heilerde, später gibt sie angenehme Wärme ab. Auch Lehm kann hier sehr gut verwendet werden.

Heilerde können Sie auch einnehmen, z.B. bei
- Blähungen
- Durchfall
- Sodbrennen
- Übelkeit
- Nahrungsmittelunverträglichkeiten

Einen Kaffeelöffel Heilerde (in der Apotheke unter der Bezeichnung „Heilerde zum Einnehmen" erhältlich) in einem kleinen Glas Wasser (ca. 100 Milliliter) auflösen, umrühren und austrinken, idealerweise 3x täglich, am besten ca. ½ Stunde vor den Mahlzeiten. Falls Sie den Geschmack gar nicht ertragen, gibt es auch die Möglichkeit, Heilerde in Form von Kapseln einzunehmen, ich ziehe es aber vor, die Heilerde „pur", also in Wasser aufgelöst, zu verwenden.

Heiße Rolle

Empfohlen bei:
- Rückenschmerzen
- Husten

Wenn man das System heraus hat und helfende Hände als Unterstützung zur Verfügung stehen, ist diese Anwendung sehr angenehm.

So geht's:
Rollen Sie zwei bis drei kleine Gästehandtücher hintereinander zu einer dicken Rolle auf, gießen Sie heißes Wasser in die Mitte der Rolle und behandeln Sie mit dieser heißen Rolle den entsprechenden Rückenbereich – bei Husten ist das auch im Bereich des Brustbeins sehr angenehm und hilfreich, eventuell zusätzlich mit ein paar Tropfen Lavendelöl. Wenn die äußere Schicht der Rolle abkühlt, rollen Sie sie langsam immer weiter ab und verwenden die inneren Schichten.

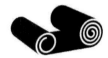

Heublumenpackung, - dampfbad

Bei bestehender Pollenallergie zur Vorsicht besser nicht anwenden, hier kann es in Ausnahmefällen zu Überreaktionen kommen.

Empfohlen bei:
- Magenproblemen
- Menstruationsbeschwerden
- Reizblase
- Harnwegsinfekt, Blasenentzündung
- Rückenschmerzen

So geht's:
Heublumenmischung aus der Apotheke in ein Stoffsäckchen geben (gibt's auch fertig in Vlies in Reformhäusern, Bioläden, Apotheken) und über Wasserdampf ca. 10-15 Minuten erhitzen, dann auf die entsprechende Körperstelle am Bauch auflegen.
Eine andere Möglichkeit: legen Sie einen Heublumensack in die Badewanne, lassen Sie warmes Wasser darüberlaufen und genießen Sie damit ein entspannendes Vollbad.

Heublumendampfbad bei Blasenentzündung: Heublumenaufguss zubereiten – wie einen Tee laut Basisrezept – in Bidet oder Eimer gießen, darauf setzen und ca. 10 Minuten bei angenehmer Temperatur dampfen lassen.

Ingwerkompressen

Empfohlen bei:
- Bauchschmerzen
- Menstruationsschmerzen
- Rückenschmerzen

So geht's:
Ein 3-4 cm großes Stück einer Ingwerknolle mit Schale in Scheiben schneiden, 2-3 Minuten köcheln, und dann als Auflage verwenden (z.B. um den Nabel, unterhalb des Nabels auf den Unterbauch oder auf den Rücken), mit trockenem Tuch abdecken.

Kalte Kompressen

Empfohlen bei:
- Kopfschmerzen
- Gelenksschmerzen
- Rückenschmerzen (akut)
- Stumpfen Verletzungen

DIE einfachste Erste Hilfe überhaupt – überall erhältlich und wenn Sie kein Tuch zur Verfügung haben, tun es notfalls auch Papiertaschentücher.

So geht's:
Tuch bzw. Waschlappen in kaltes Wasser tauchen, ausdrücken, auflegen, immer wieder auswechseln, wenn sich die Kompresse erwärmt.

Kartoffelwickel

Empfohlen bei:
- Halsschmerzen
- Husten (sehr bewährt mit gut schleimlösender Wirkung)
- Magenproblemen
- Rückenschmerzen

Ein angenehmer warmer Wickel, der bei Erwachsenen und Kindern sehr beliebt ist. Er wirkt beruhigend und auch hustenreizlindernd, wenn man ein bis zwei Tropfen echtes Lavendelöl darauf tropft.

So geht's:
Frisch gekochte ganze Kartoffeln in zwei Streifen Küchenrolle einschlagen dieses „Päckchen" in einen Stoffbeutel geben, dann die Kartoffeln mit der Faust zerklopfen (vielleicht darf das der kleine Patient selbst machen? – bei Kindern erhöht das auf jeden Fall die Motivation) und auflegen.

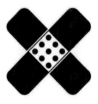

Achtung: Kartoffeln bleiben lange SEHR heiß – die Zeit vom Kochtopf bis zur Auflage auf die Haut sollte bei Kleinkindern auf jeden Fall 7-8 Minuten betragen, bei Erwachsenen ca. fünf Minuten.
Der Wickel kann stundenlang, eventuell sogar die ganze Nacht angelegt bleiben. Wenn er abkühlt, eventuell eine Wärmeflasche darüberlegen, um den Wärmeeffekt zu verlängern.

Kirschkernkissen

Empfohlen bei:
- Bauchschmerzen, Bauchkrämpfen
- Menstruationsschmerzen
- Rückenschmerzen, Verspannungen
- Kalten Füßen
- Stumpfen Verletzungen

So geht's:
Ein Stoffsäckchen, gefüllt mit Kirschkernen, wird im Backrohr oder in der Mikrowelle erhitzt oder im Kühlschrank gekühlt. Je nach Bedürfnis können Sie damit eine warme oder kalte Auflage erzielen.

Krautwickel, Kohlwickel

Empfohlen bei:
- Gelenksschmerzen und –schwellungen, Gelenksentzündungen (z.B. an Knie oder Schulter), auch bei Gicht
- Rheuma
- Milchstau beim Stillen
- Stumpfen Verletzungen

Der Krautwickel ist eines meiner Lieblings-„Zauber"mittel und hat sich besonders bei Knie- oder Schulterschmerzen sehr bewährt.

So geht's:
Verwenden Sie zwei bis drei Krautblätter: schneiden Sie die mittleren Strünke heraus, rollen Sie dann die Blätter mit dem Nudelholz (oder einer Flasche) aus - Sie können sie auch heiß bügeln - und legen Sie diese auf die entsprechende Stelle auf, die Krautblätter können Sie stundenlang liegen lassen.

Krenwickel/Meerrettichwickel

Empfohlen bei:
- Nasennebenhöhlenentzündung
- Schnupfen

So geht's:
Frisch geriebenen Kren/Meerrettich (ca. 4 x 4 cm im Quadrat) auf ein kleines Tuch geben, dieses im Nacken auf den Bereich des Dornfortsatzes des 7. Halswirbels legen, das ist die erste Erhebung, die Sie fühlen, wenn Sie vom Hinterkopf ausgehend die Wirbelsäule entlang nach unten streichen. Nach spätestens 4-5 Minuten wieder entfernen, der Kren/Meerrettich ist sehr wirksam und öffnet den Bereich der Nasennebenhöhlen, kann aber bei empfindlichen Personen eine starke Hautreizung hervorrufen.

Lavendelkompressen

Empfohlen bei:
- Husten
- Schlaflosigkeit

So geht's:
Geben Sie 3-5 Tropfen Lavendelöl auf einen Löffel Olivenöl, tränken Sie ein Tuch damit und legen es auf die Brust. Halten Sie es mit einer Wärmeflasche warm. Auch mit Lavendel gefüllte kleine Kissen sind als Schlafhilfe sehr beliebt, Sie können hier den Duft immer wieder einmal mit zwei bis drei Tropfen Lavendelöl auffrischen.

Leinsamenwickel

Empfohlen bei:
- Kopfschmerzen (auf die Stirn auflegen)
- Magenschmerzen (auf den Magenbereich)
- Menstruationsbeschwerden und Blasenentzündungen (auf den Unterbauch)
- Nasennebenhöhlenentzündungen (auf die Stirn und quer über den Nasenrücken)
- Schnupfen (wie bei Nasennebenhöhlenentzündungen)

So geht's:
Übergießen Sie Leinsamen (ganz oder geschrotet) mit kochendem Wasser, lassen Sie ihn ein paar Minuten quellen, streichen ihn auf ein Baumwolltuch oder festes Küchenkrepp und legen ihn auf die entsprechende Stelle auf. Ersetzen Sie ihn nach 5-10 Minuten durch einen frischen Leinsamenwickel, da er relativ rasch auskühlt, eventuell können Sie auch eine Wärmeflasche darüber legen. Eine gute Lösung ist es auch, gleich zwei oder mehr Stück davon herzustellen, die weiteren halten Sie im Backrohr warm, so können Sie mehrmals hintereinander einen abgekühlten durch einen warmen Wickel ersetzen. Das klingt vielleicht etwas kompliziert, ist aber einfach durchzuführen – probieren Sie es aus! – und ausgesprochen hilfreich.

Minzölwickel

Empfohlen bei:
- Kopfschmerzen
- Verspannungen
- stumpfen Verletzungen
- Bauchschmerzen

So geht's:
einige Tropfen auf die betroffene Stelle auftragen, einmassieren, warm abdecken.
Dieser Wickel kann angenehm kühlend und entspannend wirken, wenn Sie sich in homöopathischer Behandlung befinden, fragen Sie jedoch bitte Ihre Behandlerin, ob das Minzöl die Wirkung des homöopathischen Mittels nicht beeinträchtigt.

Ölwickel

Empfohlen bei:
- Husten
- Bauchschmerzen

So geht's:
Ein Tuch (oder einen Waschlappen) mit warmem Sesam- oder Olivenöl tränken und auf die Brust auflegen, Wärmeflasche darüberlegen und ca. 1-2 Stunden belassen.

Dieser Ölwickel kann zusätzlich mit ein paar Tropfen ätherischem Öl – beispielsweise Lavendel bei Husten – versetzt und in verschiedenen Situationen verwendet werden, zum Beispiel auf dem Bauch mit Melissen- oder Kümmelöl bei Bauchschmerzen.
Melissenöl hat eine allgemein entspannende Wirkung, während Kümmelöl vor allem die Verdauungsfunktion beruhigt.

Pulswickel

Empfohlen bei:
- Fieber
- Kopfschmerzen
- niedrigem Blutdruck

So geht's:
Je nach subjektivem Temperaturempfinden heiße oder kalte Tücher um Hand- und/oder Fußgelenke legen und immer wieder erneuern.

Schnapswickel

Empfohlen bei:
- Stumpfen Verletzungen

So geht's: s. Alkoholwickel

Tofuwickel s. Topfenwickel

Eine gute Alternative, wenn kein Topfen/Quark erhältlich ist (oder eine Milchallergie besteht)

So geht's: s. Topfenwickel

Topfenwickel/Quarkwickel

Empfohlen bei:
- Halsschmerzen (um den Hals legen)
- Husten (auf die Brust auflegen)
- Milchstau beim Stillen
- Stumpfen Verletzungen (um das verletzte Gelenk legen), Gelenksschwellungen, Gelenksentzündungen
- Entzündungen, z.B. Venenentzündungen
- Prellungen, Blutergüssen

So geht's:
Streichen Sie zimmerwarmen Topfen/Quark ca. einen halben bis einen Zentimeter dick auf ein Tuch –zum Beispiel ein Geschirrtuch – oder verwenden Sie eventuell stattdessen starkes Küchenkrepp, das vereinfacht das Ganze, legen Sie es auf die entsprechende Stelle auf, geben ein Handtuch darüber und packen Sie den Patienten insgesamt warm ein. Lassen Sie den Wickel liegen, bis der Topfen abtrocknet und bröckelig ist, das dauert ca. ein bis zwei Stunden, so erreichen Sie die beste Wirkung.

Wadenwickel

Empfohlen bei:
- Fieber

So geht's:
Wie bei den Essigpatscherln (s. dort): Fügen Sie zu kühlem, nicht eiskaltem Wasser (ca. 12-15 Grad) Essig hinzu, tauchen Sie zwei Geschirrtücher hinein, wringen Sie sie aus und umwickeln Sie damit beide Unterschenkel. Geben Sie ein trockenes Handtuch darüber, und decken Sie

den Patienten gut zu. Wenn die Wadenwickel nach ca. 10 Minuten warm werden, durch neue ersetzen, insgesamt ca. eine halbe Stunde oder so lange, wie es angenehm empfunden wird.

Fenster auf – frische Luft ist wichtig. Und – nicht vergessen – eine Genesungsgeschichte!

Warme Auflagen (s. feucht-warme Wickel)

Empfohlen bei:
- Bauchschmerzen
- Gelenksschmerzen
- Kopfschmerzen (auf den Bauch auflegen)
- Menstruationsschmerzen
- Nasennebenhöhlenentzündungen
- Ohrenschmerzen

So geht's:
Ganz einfach – alles was wärmt, ist verwendbar – warme Tücher, Kirschkernkissen, Wärmeflaschen, Moorpackungen,... aber nur, wenn die warme Temperatur als angenehm empfunden wird.

Zitronenwickel

Empfohlen bei:
- Halsschmerzen
- Husten

So geht's:
Pressen Sie eine Zitrone aus, geben Sie den Saft auf ein weiches Tuch und legen Sie dieses auf Hals bzw. Brust. Nicht nur bei Kindern wegen des Duftes sehr beliebt! – Aber behalten Sie den Patienten im Auge, bei Überempfindlichkeit können Hautreizungen auftreten.

Zwiebelsäckchen

Empfohlen bei
- Erkältung
- Schnupfen

So geht's:
Zwiebel fein hacken und in ein Stoffsäckchen geben, neben den Kopfpolster legen oder über das Bett hängen – das öffnet die Atemwege. Auch bei Säuglingen kann ein Zwiebelsäckchen wertvolle Dienste leisten, aber seien Sie vorsichtig, die ätherischen Öle des Zwiebels sind relativ scharf und können bei Säuglingen eventuell Augenreizungen verursachen.

Zwiebelsocken

Empfohlen bei:
- Fieber

So geht's:
Zwiebel fein hacken und in zwei etwas zu große Socken geben, die Socken anziehen und über Nacht anbehalten.

Zwiebelwickel

Empfohlen bei:
- Halsschmerzen (um den Hals legen)
- Husten (auf die Brust auflegen)

So geht's:
Bei Halsschmerzen und Husten: Gehackte Zwiebel in Butterschmalz (im Ayurveda als „Ghee" bezeichnet und im Bio- oder Asia-Laden erhältlich) in der Pfanne anbraten, in ein Stofftuch wickeln und auf den entsprechenden Bereich auflegen.

Zwiebelwickel sind aber auch ganz besonders bewährt bei
- Ohrenschmerzen

So geht's:
Rohe, klein gehackte Zwiebeln in ein kleines Stoffsäckchen geben und auf das schmerzende Ohr legen, am besten mit Stirnband oder Mütze fixieren und ca. zwei Stunden lang liegen lassen.

Und nun kommt die wichtigste „Anwendung" überhaupt, jetzt zwar nicht hundertprozentig alphabetisch gereiht, aber sozusagen als krönender Abschluss:

Zuhören und Zuwendung

Empfohlen bei allen Krankheiten, bei jedem Unwohlsein – von Asthma bis Zahnschmerzen, von Traurigkeit bis Reisekrankheiten. Schon durch die oben beschriebenen Wickel und so weiter geben Sie dem Kranken eine Menge an Zuwendung, nicht unerwähnt lassen möchte ich aber auch das Vorlesen und Erzählen oder auch selber Lesen von Gesundwerde- und anderen Geschichten und Büchern für Groß und Klein – Empfehlungen dafür gebe ich Ihnen im Anhang – sowie das Hören heilender Klänge, die wohl je nach persönlicher Vorliebe für jeden andere sein mögen und vor allem Ruhe, Schlaf und vielleicht Kräutertee.

Und über die Kräuter erzähle ich Ihnen im folgenden Kapitel.

Kräuter

Die im Text erwähnten Kräuter habe ich hier kurz zur Übersicht und leichteren Auffindung in Apotheken, Reformhäusern, Büchern, mit deutschem und lateinischem Namen angeführt und stichwortartig mit Hinweisen auf ihre Wirkung versehen

Anis	Fructus anisii
	krampflösend, schleimlösend, blähungshemmend, verdauungsfördernd
Arnika	Arnica montana
	entzündungshemmend, durchblutungsfördernd, schmerzlindernd, wundheilungsfördernd
Augentrost	Euphrasia officinalis
	entzündungshemmend
Baldrian	Valeriana officinalis
	krampflösend, beruhigend, entspannend, schlafanstoßend
Bärentraube	Arctostaphylos uvae ursi
	entwässernd, entzündungshemmend
Beinwell	Symphytum officinale
	wundheilungsfördernd, entzündungshemmend
Brennessel	Urtica dioica
	entwässernd, entgiftend, schmerzstillend, entzündungshemmend
Eibisch	Althaea officinalis
	hustenreizstillend, reizlindernd, verdauungsfördernd, schmerzlindernd
Eichenrinde	Cortex quercus
	zusammenziehend, entzündungshemmend, wundheilungsfördernd
Eisenkraut	Verbena officinalis
	immunstimulierend, verdauungsanregend, appetitanregend, hustenreizstillend, entzündungshemmend
Enzian	Gentiana lutea
	fördert den Gallenfluss und die Verdauung

Fenchel	Foeniculum vulgare
	krampflösend, schleimlösend, auswurffördernd, blähungshemmend, fördert die Milchbildung
Frauenmantel	Alchemilla vulgaris
	zusammenziehend, schmerzlindernd, wundheilungsfördernd, entwässernd
Gänsefingerkraut	Potentilla anserina
	krampflösend, darmpflegend, entspannend, schmerzlindernd
Goldrute	Herba solidaginis virgaureae
	erhöht die Harnmenge
grüner Hafer	Avena sativa
	nervenstärkend, beruhigend, antidepressiv
Hagebutte	Rosa canina
	immunstärkend, entwässernd, entzündungshemmend
Herzgespann	Leonurus cardiacus
	herzstärkend
Hirtentäschelkraut	Capsella bursa pastoris
	blutdruckausgleichend, blutstillend, gerinnungsfördernd
Holunderblüten	Sambucus niger
	immunstimulierend, schweißtreibend, erwärmend
Hopfen	Humulus lupulus
	beruhigend, schlaffördernd, stimmungsaufhellend, appetitanregend
Ingwer	Zingiber officinale
	schweißtreibend, gegen Übelkeit, darmanregend, entzündungshemmend, appetitanregend, stark erhitzend
Isländisch Moos	Cetraria islandica
	schleimlösend, hustenreizstillend
Johanniskraut	Hypericum perforatum
	wundheilend vor allem bei Nervenverletzungen, entzündungshemmend, antidepressiv, krampflösend, verdauungsanregend
Kalmuswurzel	Acorus calamus
	appetitanregend, verdauungsfördernd, krampflösend, entzündungshemmend

Kräuter

Kamille	Matricaria recutita
	immunstimulierend, entzündungshemmend, krampflösend, beruhigend, schmerzlindernd, verdauungsfördernd
Käsepappelblüten	Malva silvestris
	magenberuhigend
Kardamom	Elettaria cardamomum
	verdauungsfördernd
Katzenminze	Nepeta cataria
	blähungshemmend
Kümmel	Carum carvi
	krampflösend, blähungshemmend, appetitanregend, regt die Milchbildung an
Lavendel	Lavandula angustifolia
	krampflösend, beruhigend, entspannend, entzündungshemmend
Liebstöckel	Levisticum officinale
	magenberuhigend, harntreibend
Lindenblüten	Tilia europaea
	immunstimulierend, schweißtreibend, schleimlösend, beruhigend, fiebersenkend
Löwenzahn	Taraxacum officinale
	magenberuhigend, regt den Gallefluss an, appetitanregend, harntreibend
Malve	Malva sylvestris
	hustenreizdämpfend, entzündungshemmend
Majoran	Origanum majorana
	schleimlösend, blähungslindernd
Mariendistel	Silybum marianum, Carduus marianus
	entzündungshemmend, wundheilend, unterstützt die Leberfunktion
Melisse	Melissa officinalis
	krampflösend, beruhigend, entspannend, entzündungshemmend
Mistel	Viscum album
	blutdrucksenkend
Passionsblume	Passiflora incarnata
	beruhigend, krampflösend, leicht blutdrucksenkend, kühlend

Pfefferminze	Mentha piperita
	krampflösend, appetitanregend, Anregung des Gallenflusses, verdauungsanregend, schmerzlindernd, kühlend
Ringelblume	Calendula officinalis
	desinfizierend, entzündungshemmend, wundheilungsfördernd, fördert den Gallefluss, immunstimulierend
Rosenblüten	Flos rosae
	entspannend, entkrampfend
Rosmarin	Rosmarinus officinalis
	durchblutungsfördernd, kreislaufanregend, appetitanregend, verdauungsfördernd, erwärmend
Rosskastanie	Aesculus hippocastanum
	durchblutungsfördernd
Salbei	Salvia officinalis
	entzündungshemmend, schweißhemmend, zusammenziehend, krampflösend
Schafgarbe	Achillea millefolium
	entzündungshemmend, krampflösend, erwärmend, appetitanregend, verdauungsanregend
Sennespflanze	Cassia senna
	abführend
Spitzwegerich	Plantago lanceolata
	schleimlösend, auswurffördernd, reizlindernd, regt den Gallenfluss an, entzündungshemmend, unterstützt die Leberfunktion
Stiefmütterchen	Viola tricolor
	hautberuhigend, entzündungshemmend, juckreizlindernd, schmerzstillend
Süßholz (Lakritze)	Glycyrrhiza glabra
	magenberuhigend, blutdrucksteigernd
Tausendguldenkraut	Centaurium umbellatum
	verdauungsfördernd, appetitanregend
Thymian	Thymus vulgaris
	krampflösend, schleimlösend, auswurffördernd, appetitanregend

Tormentill, Blutwurz	Potentilla erecta
	entzündungshemmend, besonders im Darmbereich
Weide	Salix alba
	entzündungshemmend, fiebersenkend, schmerzlindernd
Weißdorn	Crataegus
	durchblutungsfördernd, blutdrucksenkend
Wermut	Artemisia absinthium
	appetitanregend, fördert den Gallenfluss, krampflösend, verdauungsfördernd, magenstärkend
Ysop	Hyssopus officinalis
	krampflösend, auswurffördernd
Zaubernuss	Hamamelis virginiana
	entzündungshemmend, beruhigend, durchblutungsfördernd
Zinnkraut/Ackerschachtelhalm	Equisetum arvense
	entwässernd, blutstillend

Anwendung der Kräuter in verschiedensten Formen:

Tees – Basisrezept

Hier ein Rezept für Kräutertees, das meist gut verwendet werden kann:

> Einen Esslöffel Teekraut mit 1/4-1/2 Liter heißem Wasser aufgießen, ca. 5-8 Minuten zugedeckt ziehen lassen, abgießen. Falls eine spezielle Zubereitung empfohlen wird – zum Beispiel der Ansatz mit kaltem Wasser – finden Sie diese im Text, sonst bitte immer dieses Basisrezept verwenden.

Kräutertee einer Sorte oder auch eine spezielle Kräutermischung sollte nicht als Alltagstee über Monate Gebrauch finden, maximal vier Wochen sind eine gute durchschnittliche Verwendungsdauer.
Kräutertees können auf verschiedenste Art und Weise zubereitet werden, im Folgenden gebe ich Ihnen Beispiele dafür, passend zum Ablauf der Jahreszeiten.

> Frühlingstee: in der Allergiezeit, bei häufig auftretendem Wind
>
> Zwei Teelöffel Chrysanthemenblüten (Flos chrysanthemum sinensis) und einen Esslöffel Gojibeeren mit ¾ Liter kochendem Wasser übergießen und 10-15 Minuten ziehen lassen. Über den Tag verteilt trinken, die Gojibeeren mitessen!

> Sommertee: bei Hitze
>
> Kaltansatz: kaltes Wasser mit Salbeiblättern, Minzblättern, Zitrone

> Herbsttee: bei Feuchtigkeit und Abkühlung
>
> Ingwertee:
> Ein bis zwei Zentimeter frische geschälte Ingwerwurzel in ca. fünf bis zehn dünne Scheiben schneiden, fünf Minuten in einem Liter Wasser kochen, Zitrone hinzufügen, heiß trinken oder eventuell nach dem Abkühlen mit Honig süßen und erst dann trinken – Honig sollte nie über ca. 40° erhitzt werden. Ein sehr zu empfehlender Tee zur Verbesserung der Immunabwehr, besonders wenn die Tage im Herbst kälter werden. Verwenden Sie frischen Ingwer, die Anwendung getrockneten Ingwers kann ich nicht allgemein empfehlen, da dieser stark erhitzende Wirkung hat.

> Wintertee: bei Kälte, Wind, Trockenheit
>
> Punschrezept:
> Wasser mit Zimt, Nelke, Ingwer, Kardamom, Sternanis ca. 5 Minuten kochen, Saft einer Orange oder roten Traubensaft dazugeben, eventuell auch einen wärmenden Schluck Rum oder Whiskey hinzufügen.

Kompressen mit Kräutern

Tuch in Kräutertee oder (heißes) Wasser tauchen, auswinden, auf den erkrankten Körperteil auflegen, s. Wickel

Kräuterkissen

Stellen Sie ein Baumwollkissen aus Baumwollstoff (ca. 20x20 cm) her und füllen Sie es mit entsprechenden Kräutern (s. in den einzelnen Abschnitten).
Durch die Körperwärme verdunsten die ätherischen Öle der Kräuter und werden eingeatmet, beziehungsweise über die Haut aufgenommen.

Öle
für: Bäder (Honig, Sahne, Salz – s. vorne), Inhalationen, Kompressen
Zubereitung „Bäder" s. vorne

Nahrungsmittelergänzungen

Nahrungsmittelergänzungen sind Substanzen zur Verbesserung des Stoffwechsels mit bestimmten Nährstoffen, die zum Großteil ohnehin im Körper des gesunden Menschen vorhanden sind. Sie sind keine Medikamente, sondern Nährstoffe und Wirkstoffe, wie beispielsweise Vitamine, Mineralstoffe und Spurenelemente, die die Gesundung in vielen Fällen unterstützen können. Zum einen kann man damit bestehende Mangelzustände auffüllen, zum anderen damit Abwehrkräfte und Stoffwechselvorgänge unterstützen.

Ich erwähne im Text gelegentlich ausgewählte Nahrungsmittelergänzungen, die bei verschiedenen Krankheiten erfahrungsgemäß hilfreich sein können.

Akupunktmassage

Bei der Akupunktmassage handelt es sich um eine Methode aus dem Bereich der traditionellen chinesischen Medizin (TCM).

Hier werden Punkte, die man normalerweise im Rahmen der chinesischen Medizin mittels Akupunkturnadeln behandelt, massiert, und zwar mit leichtem, kreisendem Druck auf den beschriebenen Punkt: normalerweise behandelt man jeden Punkt ca. 20 Sekunden lang, bei Kindern kürzer (10-15 Sekunden), sogar bei Babys lässt sich diese Methode mit ganz leichtem und kurzem Druck anwenden, zum Beispiel 5-10 Sekunden pro Punkt.

Die Akupunkturpunkte werden sogenannten Meridianen zugeordnet, welche den gesamten Körper mit einer Art Netz von Linien überziehen, auf denen die einzelnen Punkte aufgefunden werden können. Es gibt 12 symmetrisch angelegte und 2 mittig verlaufende sogenannte Hauptmeridiane. Zusätzlich finden in der TCM noch andere Punkte und verschiedene Sondermeridiane Verwendung, die ich hier der Einfachheit und Überschaubarkeit halber nicht zur Sprache bringe.

Die Meridiane beziehen sich nicht auf Einzelorgane, sondern jeweils auf bestimmte Organsysteme und damit verbundene Körperbereiche und erhalten daher auch ihre jeweilige Bezeichnung. In diesem Zusammenhang ist zum Beispiel mit der Bezeichnung „Dickdarm-Meridian" nicht das Organ Dickdarm in unserem westlichen Sinne gemeint, sondern es wird ein Funktionskreis im Rahmen der traditionellen chinesischen Medizin bezeichnet, der unter anderem auch dieses Organ umfasst. Ebensolches gilt für die anderen verwendeten Bezeichnungen, wie „Gallenblasenmeridian" oder „Lebermeridian" und so weiter. Damit es für Sie nachvollziehbar wird, welche Punkte auf welchem Meridian liegen, und damit Sie diese auch auffinden, beschreibe ich Ihnen im Folgenden kurz ihre Lage, sie sehen Sie auch unten auf den Darstellungen eingezeichnet. In welchem Falle sie massiert werden sollten, lesen Sie genauer in den einzelnen Kapiteln.

In der chinesischen Medizin werden mehrere Hundert Punkte beschrieben und in der Nadelakupunktur verwendet, wobei für jeden einzelnen Punkt ein chinesischer Name und ganz genaue Funktionsbeschreibungen vorliegen.

Hier beschreibe ich Ihnen die Lage einzelner Akupunkturpunkte, wobei alle Punkte symmetrisch, also beidseits anzuwenden sind. Ich habe eine kleine Auswahl der allerwichtigsten Punkte getroffen, um Ihnen die Möglichkeit zu bieten, sich damit vertraut zu machen, um passende Akupunkturpunkte zu finden und damit Ihre Gesundheit zu unterstützen.

Und hier geht's zur Lage der Akupunkturpunkte: der Großteil der Meridiane ist paarweise angelegt, also symmetrisch auf der linken und rechten Seite des Körpers.

„Dickdarmmeridian": Abkürzung „Di" – ein Meridian, der vom Zeigefinger bis zum Nasenflügel führt

- Di 1 direkt am Nagelfalz, am besten mit dem Daumennagel der anderen Hand zu massieren
Anwendung z.B. bei Zahnschmerzen, Halsschmerzen, Fieber, niedrigem Blutdruck, Kollaps
- Di 4 Richtung Handrücken im Winkel zwischen Daumen und Zeigefinger, am besten mit dem Daumen der anderen Hand massieren, hierbei handelt es sich um einen Punkt, der oft druckempfindlich ist, Sie finden ihn dadurch sehr exakt
Anwendung: bei fast allen Beschwerden, die im Kopfbereich auftreten, zum Beispiel Kopfschmerzen, Zahnschmerzen, Schnupfen, Nasennebenhöhlenentzündungen, Erkältungen, Nasenbluten, aber auch bei niedrigem Blutdruck und Schwindel
- Di 10 bei angewinkeltem Arm zwei bis drei Zentimeter unterhalb der Ellenbeuge.
Anwendung: Verdauungsbeschwerden, Allergie, Stärkung des Immunsystems, Schulter- und Ellbogenschmerzen
- Di 20 beidseits der Nasenflügel
Anwendung: besonders hilfreich ist dieser Punkt bei verstopfter Nase, Schnupfen, auch Heuschnupfen, Nasennebenhöhlenentzündungen

„Gallenblasenmeridian": Abkürzung „G" – ein sehr langer Meridian, der vom Auge bis zu den Zehen zieht und sehr viele Punkte enthält, die wichtigsten, bei den einzelnen Krankheiten erwähnten, sind:

- G 20 hinter und unter dem Ohr fühlen Sie einen knöchernen Hügel, hinter dessen unterer Spitze ein Punkt fühlbar ist, der ebenfalls sehr oft druckempfindlich ist.
Anwendung: vor allem bei Kopfschmerzen, Erkältungen, vor allem bei Folgeerscheinungen nach kaltem Wind oder Zugluft, Schnupfen, auch Heuschnupfen
- G 34 am Unterschenkel zwei Daumen breit unterhalb des äußeren Kniescheibenrandes.
Anwendung: entkrampfend bei Migräne, Kopfschmerzen, jeglichen Spannungszuständen
- G 41 am Vorfuß, tastbar im äußeren Bereich, er liegt zwischen 4. und 5. Mittelfußknochen.
Anwendung: Kopfschmerzen an den Schläfen, Menstruationsschmerzen, unschlagbar bei Schmerzen am Brustkorb

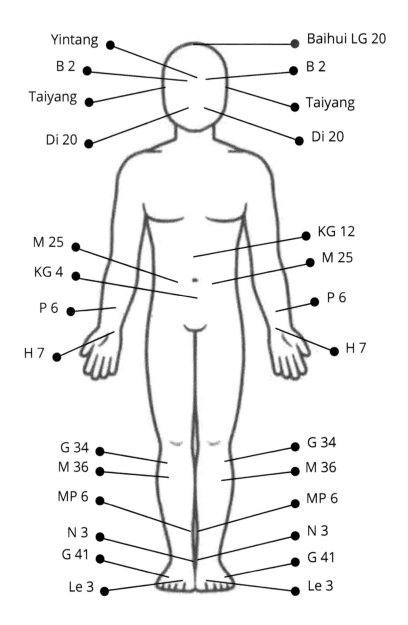

„Lebermeridian": Abkürzung *„Le"* – ein Meridian, der von der großen Zehe zum Brustkorb verläuft.

- Le 3   einer der Hauptpunkte des Meridians – am Fußrücken zwischen 1. und 2. Mittelfußknochen tastbar, oft sehr schmerzempfindlich, daher gut auffindbar.
Anwendung: Menstruationsschmerzen, Kopfschmerzen, Augenentzündungen, Heuschnupfen, Magen-Darmbeschwerden, Blähungen, Sprunggelenksbeschwerden

„Magenmeridian": Abkürzung *„M"* – dieser Meridian zieht längs über die Vorderseite des ganzen Körpers vom Auge bis zum Außenrand der 2. Zehe.

- M 25   links und rechts des Nabels.
Anwendung: bei Bauchschmerzen, Darmproblemen, wie Blähungen, Durchfall, Verstopfung, auch bei Menstruationsschmerzen
- M 36   ein ganz wesentlicher Energiepunkt, Sie finden ihn Handbreit unter dem Knie, vom äußeren Rand der Kniescheibe aus gemessen.
Anwendung: vor allem ein Hauptpunkt bei Müdigkeit, Erschöpfung, Schwäche, zur Kräftigung, aber auch bei Schmerzen im Bein, besonders wichtig ist der Punkt auch bei Übelkeit und Magen-Darm-Problemen aller Art und bei geschwächter Immunabwehr.

„Blasenmeridian": Abkürzung *„B"* – dieser Meridian zieht vom Innenwinkel des Auges über den Kopf nach hinten und den ganzen Rücken hinunter bis zum Außenrand der kleinen Zehe. Auf der Zeichnung gewinnen Sie einen Überblick über die Lokalisation der zahlreichen wesentlichen Punkte.

- B 2   ein leicht zu massierender und leicht aufzufindender Punkt am inneren Ende der Augenbraue.
Anwendung: Augenerkrankungen, Schnupfen, Heuschnupfen, Kopfschmerzen, vor allem im Stirnbereich
- B 10   im Nacken beidseits der Wirbelsäule am Haaransatz.
Anwendung: Kopfschmerzen, Schnupfen, Schmerzen im Bereich der Halswirbelsäule
- B 13   beidseits der Wirbelsäule im obersten Bereich der Brustwirbelsäule zwischen den Schulterblättern.
Anwendung: Fieber, alle Lungenerkrankungen, Husten, Bronchitis, Erschöpfungszustände
- B 23   beidseits der Lendenwirbelsäule im oberen Bereich.
Anwendung: bei Rückenschmerzen, Erschöpfungszuständen, Blasen- und Nierenproblemen. Diesen Punkt kann man besonders gut mit Wärme behandeln, zum Beispiel mit Kirschkernkissen oder Wärmepackungen

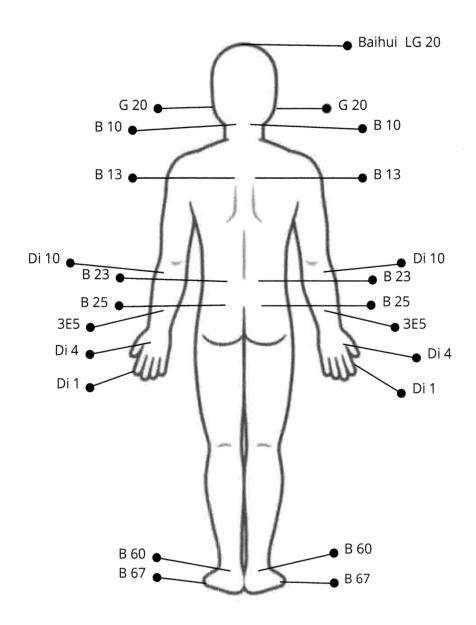

B 25 eine knappe Handbreit unter B 23 gelegen.
Anwendung: Rückenschmerzen, besonders bei Ausstrahlungsschmerzen in die Beine, und bei Darmproblemen, wie Durchfall oder Verstopfung

B 60 in der Mitte zwischen Außenknöchel und Achillessehne zu finden.
Anwendung: Kopfschmerzen, Rückenschmerzen

B 67 am äußeren Nagelfalz der kleinen Zehe.
Anwendung: Kopfschmerzen, Schnupfen, sehr bewährt und unschlagbar bei Geburten zum Auslösen oder Verstärken von Wehen bei Wehenschwäche

„Herzmeridian": Abkürzung „H" – ein kürzerer Meridian, der sich von der Achselhöhle zum kleinen Finger zieht.

H 7 am Rand des Handgelenks innen auf der Kleinfingerseite.
Anwendung: ein ausgezeichneter Punkt bei Unruhe, Nervosität, Schlafstörungen. Wenn Sie Babys beim Schlafen beobachten, sehen Sie oft, wie diese spontan ihre Handgelenke nach innen drehen, damit wird dieser Punkt angeregt.

„Perikardmeridian": Abkürzung „P" – ebenfalls ein kurzer Meridian, dieser verläuft neben dem Herzmeridian.

P 6 im unteren Teil des Unterarmes auf der Innenseite, ca. 3 Querfinger oberhalb der Querfalte am Handgelenk.
Anwendung: auch das ist ein Punkt, der sehr gut bei Nervosität eingesetzt werden kann, außerdem bei Herzklopfen, Übelkeit, sehr gut auch bei Schwangerschaftsübelkeit oder Reisekrankheit

„Milz-Pankreas-Meridian": Abkürzung „MP" – dieser Meridian verläuft von der großen Zehe bis zur Achselhöhle.

MP 6 ein sehr wichtiger Punkt, der auf der Innenseite des Unterschenkels handbreit oberhalb der Spitze des Innenknöchels liegt.
Anwendung: vor allem bei hormonellen Störungen hilfreich, bei Menstruationsschmerzen, unregelmäßiger Menstruation, Wechselbeschwerden, Unterbauchschmerzen, Darmproblemen, Schlafstörungen

„Dreifacher Erwärmer-Meridian": Abkürzung „3E" –dieser Meridian verläuft vom Ringfinger bis zum Auge.

3E5 der Punkt auf der Außenseite des Unterarmes, praktisch „gegenüber" des P6-Punktes (s. oben), 3 Querfinger oberhalb der handrückenseitigen Handgelenksquerfalte.
Anwendung: Schmerzen der Halswirbelsäule, Kopfschmerzen, Erkältungen

„Nierenmeridian": Abkürzung *„N"* – der Meridian verläuft von der Mitte der Fußsohle bis zum Schlüsselbein.

- N 3 „gegenüber" des oben erwähnten Punktes B 60: in der Mitte zwischen Innenknöchel und Achillessehne.
  Anwendung: wieder ein guter Punkt bei Schlaflosigkeit, Erschöpfung, Schwäche, aber auch bei Rückenschmerzen (zugleich mit B 60 mit Daumen und Zeigefinger drücken!), Wechselbeschwerden, Ohrensausen

„Konzeptionsgefäß": Abkürzung *„KG"* – beginnt im Genitalbereich und zieht in der Mitte über Bauch und Brustkorb bis zur Unterlippe. Aufgrund des mittigen Verlaufes, gibt es hier gibt es also keinen rechten und linken Meridian.

- KG 4 am Unterbauch eine knappe Handbreit unterhalb des Nabels auf der Mittellinie.
  Anwendung: Stimmungsschwankungen, Erschöpfungszustände, Schwäche, Angstzustände, Menstruationsbeschwerden, Verdauungsprobleme
- KG 12 in der Mitte zwischen Nabel und Unterrand des Brustbeins gelegen.
  Anwendung: Übelkeit, Sodbrennen, Aufstoßen, Magenschmerzen, Blähungen, aber auch Erschöpfung und Stimmungsschwankungen

*„Lenkergefäß"*_ Abkürzung *„LG"* – beginnt ebenso im Genitalbereich und zieht mittig nach oben, allerdings diesmal auf der Rückseite des Körpers in der Mitte der Wirbelsäule.

- LG 20 wohl der am häufigsten verwendete Punkt dieses Meridians, dieser liegt mitten am Kopf, Sie finden ihn dort, wo sich die gedachten Verlängerungen der beiden Ohrspitzen am Scheitel treffen, vielleicht kennen sie ihn unter dem chinesischen Namen „Baihui". Es handelt sich hier um einen Punkt, auf den im Tai Chi und Qi Gong oft Bezug genommen wird.
  Anwendung: Nervosität, Unruhe, Vergesslichkeit, Schlafstörungen, Kopfschmerzen

Zwei sogenannte „Sonderpunkte außerhalb der Meridiane" möchte ich nicht unerwähnt lassen:

- Taiyang ca. zwei Querfinger neben dem äußeren Augenwinkel, er ist leicht zu finden, da er sehr häufig druckempfindlich ist.
  Anwendung: vielleicht haben Sie ihn schon ganz spontan in Verwendung: einer DER Massagepunkte bei Kopfschmerzen und Migräne

Yintang noch ein Punkt, den Sie vielleicht schon verwendet haben – in der Mitte zwischen den Enden der Augenbrauen gelegen, können Sie diesen Punkt zwischen Daumen und Zeigefinger zwicken oder wie üblich massieren.
Anwendung: Schlafstörung, Unruhe, Nervosität, Schwindel, Schnupfen, Kopfschmerzen

Sehr verbreitet ist in China eine allgemeine „Gesundheitsmassage" des Ohres, wie es die Kinder dort bereits in der Schule lernen:

Dabei wird die ganze Ohrmuschel durchmassiert und eingerollt und damit eine Aktivierung sämtlicher Reflexzonen erreicht, ohne konkrete Organe ansprechen zu wollen – ein paar Minuten täglich reichen aus, um die Abwehrkräfte des Körpers zu verbessern.

Körperübungen und Entspannungsmethoden:

Je nachdem, was Sie damit erreichen wollen und was Ihnen am sympathischsten erscheint, gibt es verschiedene Möglichkeiten: was liegt Ihnen am meisten, wozu fühlen Sie sich hingezogen?
Wir beschreiben Ihnen hier ein paar Methoden mit Beispielen, um Ihnen die Auswahl zu erleichtern.

Alexandertechnik:

Eine Methode, die sich mit der Bewusstmachung automatisierter Bewegungsabläufe und deren körperlicher und mentaler Neuausrichtung beschäftigt. Erlernbar ist die Alexandertechnik bei dafür ausgebildeten Lehrern.
Es geht im Prinzip darum, alte Muster loszulassen und Neues zu erlernen Die meisten Menschen nehmen bei alltäglichen Handlungen oft ungesunde Körperpositionen ein, ohne dies bewusst wahrzunehmen. Häufig sind das ein gebeugter Rücken und ein nach vorne gestreckter Kopf.
Wir Menschen lassen unsere gewohnten Bewegungsmuster und Fehlhaltungen nur schwer los, nicht umsonst spricht man von der „Macht der Gewohnheit". Dies ist der Ansatzpunkt für die Alexandertechnik, bei der mit entspannten Muskeln und gleichmäßiger Atmung neue Bewegungsmuster und Körperpositionen erlernt werden.

Ein Beispiel für Alexandertechnik:

Eine Übung, die sehr hilfreich sein kann und die Sie auch ohne persönliche Anleitung durch einen Spezialisten selbst durchführen können, ist zum Beispiel

Der so genannte Schulter-Pinsel:

Diese Übung fördert die Beweglichkeit der Schultern und der seitlichen Rumpfmuskeln. Sie können die Übung im Sitzen oder im Stehen machen.

Platzieren Sie die linke Hand auf der rechten Schulter.
Winkeln Sie den rechten Arm an, sodass die Fingerspitzen die rechte Schulter berühren.
Visualisieren Sie einen breiten, weichen Pinsel, der am rechten Ellbogen angebracht ist, mit dem Sie langsam und sanft vorwärts und rückwärts bunte Kreise malen. Lassen Sie die Bewegung möglichst groß werden und bleiben Sie dennoch entspannt.
Machen Sie anschließend das Gleiche auf der anderen Seite.

Autogenes Training:

Das autogene Training ist eine Methode, die rasch und unkompliziert zu Entspannung führen kann. Es wird meist in Form von Gruppenkursen, zum Beispiel in Volkshochschulen aber auch im Rahmen von Einzelstunden unterrichtet.

Ein Beispiel:

Eine kurze und einfache Übungsanleitung dafür:
Schließen Sie Ihre Augen und sprechen Sie leise für sich folgende Anleitung, vielleicht können Sie sich diese auch vorlesen lassen oder sich selbst auf Band sprechen.

> Ich bin ganz ruhig und atme gleichmäßig und ruhig (machen Sie ein paar tiefe Atemzüge)
> Mein rechter Arm ist ganz schwer (3x)
> Mein linker Arm ist ganz schwer (3x)
> Beide Arme sind ganz schwer (3x)
> Mein linkes Bein ist ganz schwer (3x)
> Mein rechtes Bein ist ganz schwer (3x)
> Beide Beine sind ganz schwer (3x)

Am Ende der Übung erfolgt die „Rücknahme":
Arme mit geballten Fäusten strecken, tief ein- und ausatmen, Augen öffnen.

Sie können mit dieser verkürzten Anleitung bereits selbst eine angenehme Grundentspannung erreichen. Die vollständige Anleitung umfasst dann noch zusätzlich eine Wärmeübung und Suggestionen, die Herz, Atmung und Bauch betreffen. Idealer ist es, das vollständige autogene Training – hier gibt es eine Grundstufe und eine Oberstufe für Fortgeschrittene – im Rahmen eines Kurses zu erlernen.

Feldenkrais:

Moshe Feldenkrais nahm an, dass sich durch die Schulung der Selbstwahrnehmung grundlegende menschliche Funktionen verbessern und Schmerzen reduzieren lassen.
Dabei orientiert sich die von ihm entwickelte Feldenkrais-Methode am so genannten „organischen Lernen", wie es in der Entwicklung vom Baby zum Kleinkind und so weiter stattfindet. Genauer betrachtet, kommen wir zu dem Schluss, dass eigentlich alles mit Bewegung zu tun hat. Auch wenn wir nur sprechen, atmen oder die Augen bewegen, ist dies Bewegung.

Die Stärke der Feldenkraismethode liegt im eigentlichen Sinne gar nicht in den Bewegungen und Bewegungsabläufen – sondern darin, wie wir Bewegung spüren und wahrnehmen können.

Wir Menschen haben ein starkes Bedürfnis danach, zu spüren und zu fühlen. In der Liebe, beim Essen, im Sport, im Beruf, bei allem, was mit Erleben, Bewegung und Leben zu tun hat. Und genau da hilft uns Feldenkrais besser zu werden – beim Spüren und Fühlen.
So auch im Erkennen, Denken und Bewegen und sogar beim Benennen – denn wo wären wir in dieser Welt, wenn wir die Dinge nicht in Worte fassen könnten?

Ein Beispiel:

Die Beckenuhr
Diese Übung dient zur Wahrnehmung und Mobilisation des Körperabschnitts Becken. Legen Sie sich möglichst flach auf den Rücken. Stellen Sie nun die Beine auf. Visualisieren Sie unter ihrem Kreuzbein das Zifferblatt einer Uhr. Auf Nabelhöhe liegt die „12" und auf Schambeinhöhe die „6". Verstärken Sie mit Ihrem Becken den Druck auf die Ziffern 12 und 6 (leichtes nicht sichtbares Kippen), dann auf die Ziffern 3 und 9. Verstärken Sie nun den Druck auf alle Ziffern im Uhrzeigersinn. Wenn das gut klappt, probieren Sie es gegen den Uhrzeigersinn.

Die Bewegungen können nun größer und dann wieder kleiner ausgeführt werden, so auch schneller und langsamer und schließlich so, wie es Ihnen am angenehmsten war.
Regelmäßig gemacht kann diese Übung Wunder wirken.

Gymnastische Übungen:

Zur Vorsorge und Behandlung körperlicher Beschwerden und Einschränkungen, um den Körper kräftig und beweglich zu erhalten.
Beim Physiotherapeuten können Sie ganz konkrete Übungen erlernen, die sich auf Ihr persönliches körperliches Problem beziehen.

MBSR „Mindfulness based stress reduction":

Dabei handelt es sich um ein bewährtes Achtsamkeitstraining nach Jon Kabat-Zinn. Der US-Amerikaner hat diese Methode zur Stressbewältigung entwickelt. Es wird mit Übungen zur Körperwahrnehmung, Achtsamkeitsübungen und Meditation gearbeitet. In den letzten Jahrzehnten hat sich diese Methode weit verbreitet und findet in vielen Kliniken erfolgreich Anwendung. Auch im Rahmen von Kursen und Volkshochschulen kann man MBSR erlernen.

Pilates:

Eine Methode ganzheitlichen Körpertrainings, die als Einzel- und Gruppentraining oft auch in Volkshochschulen und Fitnessstudios angeboten wird.

Progressive Muskelentspannung nach Jacobson „PMR":

Eine einfache Methode, bei der mit Hilfe von Muskel-Anspannung der Weg zur Muskel–Entspannung gefunden wird. PMR wird ebenfalls in Gruppenkursen unterrichtet, es ist aber auch möglich, diese Methode selbständig zu Hause mit Hilfe einer CD zu üben.

Qi Gong und Tai Chi:

Meditative Bewegungs- und Atemübungen aus der traditionellen chinesischen Medizin, mithilfe derer ein besserer Energie(„Qi")-Fluss erreicht werden soll. Damit kann auch Einfluss auf die Funktionen der Organsysteme genommen werden. Es geht darum, blockierte oder mangelhafte Energien wieder in Fluss zu bringen und damit die Gesundheit zu verbessern und zu stabilisieren – das bezieht sich auf den ganzen Menschen, also auf Körper, Geist und Seele.
Eine Vielzahl verschiedener Qi Gong- und Tai Chi-Formen kann im Einzel- oder Gruppenunterricht erlernt werden.

Qi Gong:
Aktivieren und Freisetzen blockierter Energien.

Tai Chi: Spiel mit der Energie. Wird auch als Schattenboxen bezeichnet und als sanfte Kampfkunst betrachtet.

Rückenschule:

Zur Vorbeugung von Rückenschmerzen (verschiedene Methoden und Techniken sind in speziellen Kursen zu erlernen, bei Physiotherapeuten, aber auch in Volkshochschulen und Sportvereinen).

Dies ist nur ein Auszug von Möglichkeiten zur Erlangung körperlicher und seelischer Balance. Entspannung bedeutet für jeden etwas anderes. Gibt es etwas, das Sie schon lange nicht mehr gemacht haben und das Ihnen gut tut? Sei es spazieren gehen, malen, Musik hören, tanzen, musizieren, singen, fotografieren, schreiben, kochen, träumen?

Yogatherapie:

Yoga kann als Teil unserer täglichen Medizin betrachtet werden.
Bewusst zu atmen und achtsam zu leben stellen wesentliche Aspekte der Philosophie des Yoga dar.
Die Yogapraxis selbst wird oft separat gesehen, allerdings braucht es oft nicht viel, um Yoga als tägliche Medizin auch in Form von Übungen zu erfahren.

So gibt es für sehr viele Symptome und Beschwerden passende Übungen und damit Möglichkeiten, durch oder mit Yoga die Selbstheilungskräfte zu aktivieren. Das können tatsächlich für den Bewegungsapparat aus Rückenschulen bekannte Übungen sein, jedoch ebenso Atemübungen.

Natürlich soll die Yogatherapie keine reine Alternative zur Schulmedizin sein, sondern eine ergänzende Form der Therapie.

Yoga hat in Indien seinen Ursprung und ist durch Beobachtung der Natur und über persönliche Weitergabe von Erfahrungen verbreitet worden. Daher werden die traditionellen Namen dieser heilsamen Praktiken hier ebenfalls angeführt.

Es ist wichtig, hervorzuheben, dass Yoga keine Religion und damit für jeden Menschen zugänglich ist, gleich welchen Ursprungs oder welcher Glaubensrichtung.

Die Idee dahinter ist die, Hindernisse aus dem Weg zu schaffen und Verknotungen, bei uns „Verspannungen" genannt, aufzulösen. Das geschieht aus der Kombination von achtsamer Lebensweise und Erhaltung der Flexibilität und Kraft in Körper und Geist.

Yoga wird auch als Wissenschaft gesehen, die Wissenschaft der Bewegung, der Flexibilität, der Kraft, der Ruhe, der Harmonie, des Friedens, des Alterns, u.v.m.

yogas citta vritti nirodaha (Patanjali, Yoga Sutra I.2)
Yoga ist der Zustand, bei dem die Gedanken zu Ruhe kommen.

Das Jetzt – das ist das Geschenk. Wir leben oft in Vergangenheit und Zukunft und sind damit viel zu beschäftigt, um den gegenwärtigen Moment wahrzunehmen und zu genießen.

Yoga lehrt uns, jeden Moment zu lernen und neue Informationen zu empfangen. Jeder Moment ist neu.
Die Idee, die dahinter steckt, ist, täglich Yoga zu üben und nicht erst beim Aufkommen von Imbalancen und damit verbundenen Beschwerden zu reagieren.

Oft dreht sich der Heilungsansatz um die Loslösung hinderlicher Gefühle, welche das Ungleichgewicht festhalten. Harmonie und Herstellung einer Ausgeglichenheit auf psychischer als auch physischer Ebene sind immer wertvoll und können damit Heilung ermöglichen.
Ein Gedanke ist, sämtliche Toxine aus Körper und Geist zu entfernen, ohne sie weiter zu analysieren und weiter damit verbunden zu bleiben.
Yoga begreift das Gesamtkunstwerk aus Körper, Geist und Seele. Die Yogapraxis kann uns auf allen Ebenen herausfordern und weiterbringen.

So kann es sein, dass Übungen an einem Tag leichter zu bewältigen sind, als an anderen. Die Übung liegt auch darin, dies nicht zu bewerten und zu sehen, was da ist.
Frei von Bewertung. Einfach üben.
Negativität kann als Anziehungspunkt für Schwäche des Immunsystems bezeichnet werden und somit das Entstehen von Krankheiten beeinflussen.
Wir brauchen Partizipation, die Anteilnahme am eigenen Leben und damit auch an der eigenen Gesundheit. Die Kraft zu heilen, braucht Eigenverantwortung. Wenn wir etwas ändern wollen, so können wir es tun, auch wenn es „nur" unser Blickwinkel ist, den wir ändern.

Kopfstand für alle?

Selbstverständlich sind nicht alle Menschen gleichermaßen in der Lage, bestimmte Positionen einzunehmen. So gibt es auch in sämtlichen Kapiteln verschiedene Übungen und Variationen.

Hier ist nun eine Auflistung von A–Z aus den verwendeten Übungen und Techniken. Diese sind ein kleiner Auszug aus der Vielzahl der Möglichkeiten und haben keinen Anspruch auf Vollständigkeit.
Jedoch weniger ist oft mehr!

Atemübung – Sitali/Sitkari

Das sind zwei der wichtigsten Atemübungen, die einen kühlenden Effekt haben. Hier wird anders als sonst über den Mund eingeatmet und über die Nase ausgeatmet.
Bei Sitkari wird der Einatemstrom über die geschlossenen Zähne in den Rachen geleitet, bei Sitali über die gerollte Zunge. Die Ausatmung folgt langsam über die Nase. Der kühlende Effekt wird beim Schlucken des gesammelten Speichels bewusst spürbar.

Atemübung – Essenz des Feuers – Agni Sara

Atmen Sie tief ein und aus, danach versuchen Sie, den Nabelbereich noch vor dem nächsten Atemzug einige Male einzuziehen.

Baum - Vrksasana

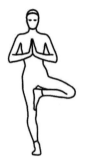

Stehen Sie mit beiden Beinen gut am Boden und spüren Sie den Bodenkontakt. Finden Sie einen stabilen Punkt, auf den Sie in der Ferne blicken. Nun heben Sie den rechten Fuß zum Unterschenkel oder Oberschenkel am linken Bein. Das Standbein braucht Kraft und diese Übung bringt uns ins Gleichgewicht. Bleiben Sie 5 Atemzüge in dieser Position und heben Sie die Arme, wenn möglich nach oben in Richtung Himmel.

Berg - Urdhva Hastasana

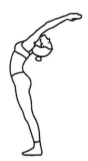

Stehen Sie mit beiden Füßen gut geerdet am Boden und heben Sie mit der Einatmung beide Arme gestreckt über den Kopf. Folgen Sie den Händen mit Ihrem Blick und verweilen Sie hier für fünf Atemzüge. Richten Sie sich vom Anfang an gut auf, indem Sie das Becken aufrichten, das Kreuzbein und das unterste Stück der Wirbelsäule, das Steißbein, nach unten fallen lassen

Drehsessel - Utkatasana Variation

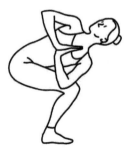

Falten Sie die Hände vor dem Körper und gehen Sie in die Hocke. Dann bringen Sie mit dem Ausatmen den linken Ellbogen zum rechten Oberschenkel und bleiben so für fünf Atemzüge. Dann wechseln Sie die Seite. Utkata bedeutet „kraftvoll" oder „wild", so bringt auch diese Position eine Herausforderung an unsere Willenskraft mit sich.

Drehsitz - Ardha Matsyendrasana

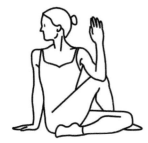

Setzen Sie sich auf den Boden und winkeln Sie ein Bein über das andere an. Drehen Sie sich zur Stärkung Ihrer Verdauungskraft mit dem angewinkelten Bein zur Seite und halten Sie für mindestens fünf Atemzüge den Oberschenkel gegen den Oberkörper gedrückt.

Dreieck - Trikonasana

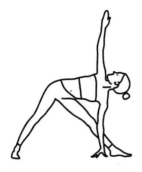

Öffnen Sie Ihren Stand etwa einen Meter weit in eine Grätsche, und drehen Sie beide Füße in eine Richtung, strecken die Arme zu beiden Seiten aus, dann ziehen Sie einen Arm Richtung Boden, den anderen Arm Richtung Himmel. Bleiben Sie für fünf Atemzüge in dieser Position und wechseln Sie dann zur anderen Seite, indem Sie beide Füße in die andere Richtung drehen und wiederum beide Arme möglichst gestreckt in die verschiedenen Richtungen strecken.

Herzposition - Anahatasana

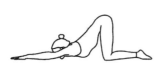

Strecken Sie aus dem Vierfüßlerstand beide Arme vor und bringen Sie Ihren Kopf und Ihr Brustbein Richtung Boden. Verweilen Sie hier für einige Atemzüge und breiten Sie die Arme als Variation auch zur Seite aus.

Heuschrecke - Shalabhasana

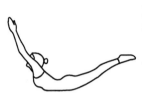

Begeben Sie sich in die Bauchlage, heben Sie die Beine gestreckt an und ziehen Sie dabei die Zehenspitzen weit vom Körper weg. Nehmen Sie fünf tiefe Atemzüge und wiederholen Sie den Ablauf noch einmal.
Alternativ können Sie zuerst ein Bein und danach das andere gestreckt anheben.
Eine weitere Variation ist es, die Arme ausgestreckt beim Kopf anzuheben, dieser Ablauf macht die Übung anspruchsvoller.

Hocke - die betende Ente - Malasana

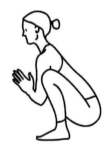

Atmen Sie ein und kommen Sie anschließend in eine tiefe Hocke. Die Füße sind dabei hüftbreit voneinander entfernt, die Hüften und Leisten etwas weiter geöffnet, das Becken zieht mit dem gesamten Körpergewicht nach unten. Falls Sie Unterstützung brauchen, damit die Fersen den Boden berühren, können Sie ein gerolltes Handtuch unterlegen.

Hund - Adho Mukha Svanasana

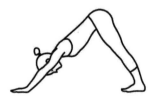

Wir drücken uns aus der Bauchlage mit den Händen vom Boden weg und strecken das Gesäß nach oben. Der Rücken wird ganz lang gezogen, der Kopf hängt ganz entspannt nach unten. Die Position fünf Atemzüge bis fünf Minuten halten.

Katze - Kuh - Chakravakasana + Variation

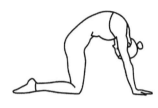

Gehen Sie in den Vierfüßlerstand und machen Sie beim Ausatmen einen runden Rücken, wie einen Katzenbuckel. Beim nächsten Einatmen kommen Sie wieder in die Ausgangsposition und blicken zwischen die Augenbrauen. Als Variation bringen Sie das linke Knie mit dem Ausatmen zur Nasenspitze, indem Sie wieder einen runden Rücken machen und strecken Sie mit dem Einatmen das Bein wieder aus. Wiederholen Sie das auf jeder Seite fünf Mal.

Kind - Balasana

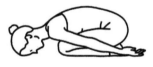

Nicht nur Anspannung und Anstrengung sind gefragt, sondern auch die Ruhe. So ist die Stellung des Kindes eine der wertvollsten Positionen. Wir sitzen auf den Fersen und ruhen auf den Oberschenkeln aus. Dabei wird die Bauchdecke automatisch bei jeder Einatmung in Richtung Oberschenkel gedrückt und beim Ausatmen wieder entspannt.

Knie-zur-Brust - Wind entfernende Übung - Apanasana

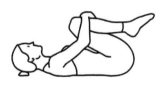

Im Sitzen oder im Liegen wird das rechte Bein angewinkelt zum Oberkörper gezogen und für einige Atemzüge dort gehalten. Danach die Seite wechseln.
Diese Übung kann sowohl in der Früh noch im Bett liegend geübt werden, als auch am Abend oder jederzeit, wenn Sie ein Völlegefühl oder Blähungen verspüren. Wie der Name schon sagt, hat die Übung Wind entfernende Wirkung und damit eine angenehme Wirkung auf die Körpermitte.

Kobra - Bhujangasana

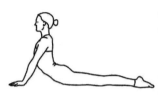

Wie eine Schlange sich aus dem Boden hebt, so geschieht das in dieser Yogaposition. Wie eine Kobra heben wir uns mit der Kraft des unteren Rückens aus dem Boden, bringen das Brustbein nach vorne und ziehen es hoch. Wie bei allen Übungen, darf es niemals schmerzen und sollte eine Form der Leichtigkeit behalten.

Kopfstand - Shirshasana

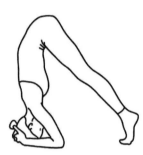

Bringen Sie den Kopf mit dem Scheitelpunkt auf den Boden und platzieren Sie Ihre Hände beidseits seitlich daneben. Beginnen Sie auf beiden Händen abgestützt und strecken Sie, wenn es Ihnen möglich ist, die Beine aus. Achten Sie auf Ihre Halswirbelsäule und massieren Sie den Kopf mit sanftem Druck in den Boden. Bei Bluthochdruck lassen Sie auf jeden Fall die Knie am Boden. Bleiben Sie für 5-25 Atemzüge in dieser Position.

Kreisende Hände

legen Sie beide Hände auf Ihren Bauch und kreisen sie langsam mit sanftem Druck gegen den Uhrzeigersinn, also von links unten nach rechts oben. Atmen Sie dabei tief ein und aus und bringen damit Entspannung und Kraft in Ihren Darm.

Kriegerin - Virabhadrasana

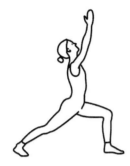

Machen Sie einen Ausfallschritt und steigen Sie etwa einen Meter mit einem Bein zurück. Laden Sie beide Hüften ein, nach vorne zu zeigen. Dann heben Sie mit der Einatmung beide Arme gestreckt über den Kopf in Richtung Himmel. Bleiben Sie für fünf Atemzüge in dieser Position.
Es geht darum, sich zu überwinden und über sich selbst hinauszuwachsen.

Liegende Winkelhaltung - Supta Konasana

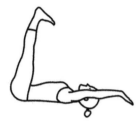

In Rückenlage ganz nahe an eine Wand rutschen, den Rücken am Boden, die Beine in eine angenehme Grätsche oder senkrecht in die Luft strecken und an der Wand anlehnen. Verweilen Sie zehn Atemzüge oder bis zu fünf Minuten.

Meditation: Augen

Schließen Sie die Augen, sitzen Sie ruhig und nehmen Sie in Ruhe einige Atemzüge. Lassen Sie Ihre Augen entspannen und kehren Sie den Blick nach innen.
Visualisieren sie mit geschlossenen Augen Bilder, die Sie mögen, beispielsweise Orte an denen Sie sich wohlfühlen. Bleiben Sie einige Minuten mit geschlossenen Augen sitzen und lassen sie diese dabei gedanklich tiefer in den Körper hineinsinken.

Meditation: Magen

Schließen Sie die Augen, sitzen Sie ruhig und nehmen Sie in Ruhe einige Atemzüge. Lassen Sie Ihre Augen entspannen und kehren Sie den Blick nach innen.
Visualisieren Sie Ihren Magen in der Mitte Ihres Körpers, legen Sie eine Handfläche auf die Magengegend und atmen Sie bewusst dorthin. Behalten sie diese Position für fünf Minuten.

Meditation: Kaayen

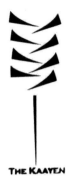

THE KAAYEN

Nehmen Sie eine angenehme Sitzposition ein und schließen Sie die Augen. Visualisieren Sie das Kaayen Bild, lassen Sie mit der Ausatmung gedanklich eine Murmel von oben ganz nach unten rollen, und atmen Sie, wenn Sie die Linie erreichen wieder tief ein. Wiederholen Sie das Ganze 25 mal.

Meditation: Entspannung

Entspannung in Rückenlage: Wolkenzählen und ihr Vorbeiziehen beobachten

Idealerweise wird diese Übung mit Blick auf den Himmel durchgeführt. In angenehmer Rückenlage mit Blick auf den Himmel beobachten wir, wie die Wolken vorbeiziehen, wie Vögel vorbeifliegen, aber auch unsere Gedanken und Atemzüge, wie sie kommen und gehen.

Nasendusche - Jala Neti

Hierbei handelt es sich um eine Reinigungsmethode, die besonders bei chronischen Nasennebenhöhlenentzündungen und Allergien hilfreich ist. Bei der Nasenspülung fließt mithilfe einer Nasenspülkanne oder Nasendusche Salzwasser mit 0,9% Salzkonzentration in das eine Nasenloch. Dieses Salzwasser durchfließt dann den Nasenraum und kommt aus dem anderen Nasenloch wieder heraus.

Bei der traditionellen Anwendung mit einer Kanne wird der Kopf dabei seitlich schräg über dem Waschbecken gehalten. Bei einer Nasendusche kann man zusätzlichen Druck aufbauen, indem man auf die Nasendusche drückt. Der Kopf muss daher auch nicht so schräg wie bei einer Nasenspülkanne gehalten werden. Wechseln Sie das Nasenloch, nachdem die Hälfte des Wassers durchgelaufen ist.

Während der Nasenspülung atmen wir durch den Mund. Nach der Nasendusche bleibt normalerweise immer etwas Wasser darin. Wenn man den Kopf nach unten beugt und dann den Kopf langsam hin und her dreht (Nein-Geste), dann läuft das Wasser heraus. Wenn man den Kopf in den Nacken legt, läuft das Wasser in den Rachen, hier kann man es dann schlucken.

Eine Nasendusche erhalten sie in jeder Apotheke.

Schulterbrücke - Setu Bandha Sarvangasana

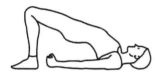

Stellen Sie in Rückenlage die Füße hüftbreit auf. Heben Sie nun das Becken an, bis Oberkörper und Knie auf einer Höhe sind. Verweilen Sie mehrere Atemzüge in dieser Position. Dann legen Sie wieder Wirbel für Wirbel auf den Boden ab. Wiederholen Sie das 3-5 x und verweilen dann oben für 5-10 Atemzüge. Wenn Sie oben bleiben, ziehen Sie die Arme mit den Händen ineinander verbunden unter dem Körper in Richtung Füße.

Taube - Eka Pada Rajakapotasana

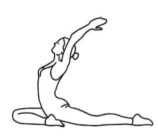

Nehmen Sie die Position des Hundes (s.dort) ein und legen Sie das rechte Bein angewinkelt zu Ihren Handgelenken auf dem Boden ab, das Knie rechts, der Fuß links.
Stützen Sie sich mit beiden Händen ab und achten Sie darauf, dass es im Knie keine Schmerzen verursacht. Verweilen Sie 10-30 Atemzüge und wechseln dann zur anderen Seite.

Vorbeuge sitzend - Paschimottanasana

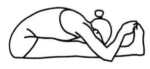

Aus dem Langsitz werden beide Arme zum Himmel gestreckt und beim Ausatmen in Richtung Beine gezogen. Dabei ziehen Sie den Rücken von unten nach oben in die Länge. Bei Bedarf werden die Beine angewinkelt und sie greifen unter die Oberschenkel oder Kniekehlen. Bleiben Sie in dieser Position und atmen Sie 5-10 Atemzüge.

Vorbeuge stehend - die Wirbelsäule aufwecken - Uttanasana

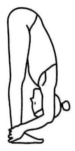

Mit der Einatmung heben Sie beide Arme über den Kopf gestreckt nach oben, bei der Ausatmung lehnen Sie sich mit dem Kopf nach vorne Richtung Boden und bringen die Hände in Richtung Füße. Bleiben Sie hier für fünf Atemzüge und kommen dann wieder nach oben. Alternativ wiederholen Sie das Auf- und Abrollen der Wirbelsäule einige Male und wecken damit die Wirbelsäule auf.

Wechselatmung - Nadi Shodana

Die Wechselatmung ist eine einfache Atemübung und bekannte Reinigungstechnik, die in aufrechter Sitzposition durchgeführt wird. Abwechselnd wird durch die Nasenlöcher ein- und ausgeatmet: mit dem rechten Daumen verschließt man das rechte Nasenloch, mit dem vierten und fünften Finger das linke Nasenloch, zweiter und dritter Finger werden zwischen den Augenbrauen platziert. Eingeatmet wird zuerst durch das linke Nasenloch, Ausatmung durch das rechte Nasenloch. Dann wieder durch das rechte Nasenloch einatmen und durch das linke ausatmen und so weiter.

Ernährung

Traditionelle Chinesische Medizin (TCM)

Nahrung ist unsere tägliche Medizin. Das sieht nicht nur die Traditionelle Chinesische Medizin (TCM) so, sondern dieses Prinzip wurde auch zum Beispiel schon im antiken Griechenland als wichtiger Teil der Medizin erkannt.
Grundsätzlich geht es hier natürlich nicht darum „chinesisch zu essen", sondern die Ernährung nach den Prinzipien der TCM zu gestalten. Nahrungsaufnahme wird dabei grundsätzlich als Energieaufnahme betrachtet, wobei dies über die errechenbaren Werte von Kilojoule oder Kalorien von diversen Nahrungsmitteln hinausgeht. In jedem Nahrungsmittel steckt Lebensenergie, welche „Qi" genannt wird, in manchem mehr und in manchem weniger.

Alles hat eine Wirkung auf uns. So wirken zum Beispiel Gurken, Tomaten oder Wassermelone auf unseren Organismus kühlend, wohingegen Rindfleisch, Pfeffer oder rote Linsen wärmend wirken.
Nicht nur die Temperatur – also Erwärmung und Kühlung – spielen dabei eine Rolle, sondern jedes Nahrungsmittel hat auch eine bestimmte Funktion, beispielsweise wirkt Reis entwässernd und Löwenzahnblätter kühlen die Hitze in uns, Rosenblüten oder Süßkartoffeln entspannen und regulieren auch unser Hormonsystem, wobei sich die Wirkung dieser Nahrungsmittel je nach Zubereitungsart ändern kann.

Ein wichtiger Punkt ist die Wirkung diverser Milchprodukte, die in den letzten Jahrzehnten immer populärer geworden sind. Ihre Wirkung auf uns ist kühlend und befeuchtend, was bei hartnäckigem trockenem Husten mit viel Hitze hilfreich sein kann.
Allerdings können Milchprodukte speziell für Frauen, die dazu neigen, körperlich mehr Kälte zu speichern, einen Überschuss an Kälte und Feuchtigkeit ansammeln. Dies wird oft als „Verschleimung" beschrieben. Wer sich nichts darunter vorstellen kann, sieht sich am besten die eigene Zunge nach dem Konsum von Milch oder Joghurt an.

Die Zungen- als auch die Pulsdiagnostik sind zwei wesentliche Informationsquellen in der TCM, um mehr über die Qualitäten des Körpers zu lernen und Imbalancen zu erkennen.

KÜHLEND

Gemüse, Obst:
Melanzani, Tomaten, Gurke, Kopfsalat, Löwenzahn, Rucola, Mangold, Mungobohnen/-sprossen, Radieschen, Rettich, Spinat, Stangensellerie, Zucchini, Zitrusfrüchte, Wassermelone, Ananas

Getreide, Nüsse:
Weizen, Polenta, Hirse, Quinoa, Hülsenfrüchte

Tee:
Rosenblüten, Grüntee, Stiefmütterchenkraut, Ringelblume, Kamillentee und andere Blütentees, Pfefferminztee, Salbeitee

ERWÄRMEND

Gemüse, Obst:
Fenchel, Lauch, Zwiebel, Schnittlauch, Granatapfel, Pfirsich, Kirsche, Himbeere

Getreide, Nüsse:
Langkornreis, Hirse, Kastanie, Walnuss, Pinienkerne,

Tierische Produkte:
Rind, Ente, Huhn, Schaf, Ziege, Wild, Meeresfrüchte, Aal, Lachs, Sardellen, Eigelb, Schafmilch, Ziegenmilch

Gewürze:
Koriander, Zimt, Ingwer, Sternanis, Muskat, Nelken, Kardamom, Rosmarin, Zucker, Honig, Essig

Getränke:
Hochprozentiger Alkohol, schwarzer Tee, Kaffee, Kakao, Ingwertee, Yogi-Tee, Rotwein, Sekt

BEFEUCHTEND

Gemüse, Obst:
Tomaten und Gurke, Melanzani, Pilze, Sojabohnen, Zucchini, Rettich, Rotkohl, Champignon, Spinat, rote Beete, Bananen, Mango, Birne, Apfel, Zitrone, Grapefruit, Ananas, Erdbeeren, Orange

Tierische Produkte:
Milchprodukte – vor allem Kuhmilch, Käse, Joghurt, Schlagobers (Sahne) allerdings auch pflanzliche Varianten wie Soja-, Reismilch und so weiter
Eier, Schweinefleisch

Getränke:
Fruchtsäfte, speziell Bananensmoothie

FEUCHTIGKEIT AUSLEITEND

Gemüse, Obst:
Shiitake-Pilze, Algen, Champignons, Kohlsprossen, Lauch, Oliven, Rettich, Radieschen, Azukibohnen, Linsen und Kidneybohnen

Getreide:
Reis, Hirse, Miso

NEUTRALE WIRKUNG

Gemüse, Obst:
Karotten, Kartoffeln, Weißkohl, Blumenkohl, Avocado, Pflaume, Weintraube, Papaya, Marille/Aprikose, Mango, Feige

Getreide, Nüsse:
Roggen, Hafer, Rundkornreis, Dinkel
Mais, Erbsen, Linsen, Sesam, Sojabohnen, Kidneybohnen
Erdnuss, Kokosnuss, Sonnenblumenkerne, Mandel, Haselnuss

Tierische Produkte:
Schwein, Seefisch, Barsch, Karpfen, Tintenfisch
Hühnerei, Kuhmilch, Joghurt, Schlagobers, Käse, Topfen/Quark

Gewürze:
Safran, Süßholz

Getränke:
Weißwein, Bier

ENTSPANNENDE WIRKUNG

Gemüse, Obst:
Maroni, Maulbeeren, Süßkartoffeln, Kartoffeln

Getreide:
Rundkornreis

Getränke:
Rosenblütentee, Blütentees, Rotwein, Weizenbier

Pausen – intermittierendes Fasten

Auch unsere Verdauung braucht Zeit und Energie zur Verwertung und Verdauung der aufgenommenen Nahrung – diese fehlen, wenn wir dem Körper ständig Neues anbieten.

Viele alte Ernährungslehren empfehlen, Pausen zwischen den Mahlzeiten einzuhalten.
Daher auch das Sprichwort: „Iss zum Frühstück wie ein Kaiser, zu Mittag wie ein König und abends wie ein Bettelmann."
Dabei geht es nicht darum, ob drei oder fünf Mahlzeiten eingenommen werden, das Hauptaugenmerk richtet sich vielmehr auf die dazwischen liegenden Pausen, während derer auch kein Saft, Smoothie oder Milchkaffee getrunken werden sollte.
Was sich theoretisch so einfach anhört erweist sich in der praktischen Umsetzung oft als schwierig.
Neuere Ideen gehen einen Schritt weiter und sprechen vom Intermittierenden Fasten, welches die strikte Einhaltung von Stunden ohne Nahrungsaufnahme impliziert.

Fruchtsäfte – Fruktose

Fruktose ist in Obst und damit auch in Fruchtsäften in großer Menge vorhanden. Dabei handelt es sich um eine Zuckerart, welche uns positiv aber auch negativ beeinflussen kann. Bei manchen Menschen genügen schon kleine Mengen, um ein Unwohlsein auszulösen.

Nach dem Essen können wir oft aus reiner Gewohnheit auf Süßes schwer verzichten.
Für den Nahrungsbrei und die Verdauung bedeutet dies eine Anregung, einen Gärprozess in Gang zu setzen. Daher raten wir Ihnen:
Keine Säfte, kein Obst, keine Süßspeisen nach einer Mahlzeit.

Was ist besser - Süßes oder Saures?
Aus traditionell chinesischer Sicht ist die Mischung daraus gut, um die Verdauungssäfte zu sammeln. Allerdings wird hier immer über gekochte Nahrungsmittel gesprochen, hier geht es nicht um Rohkost.

Vegetarische Ernährung? Vegane Ernährung?

Die Frage stellt sich: Was sollen wir nun essen? Wenn wir ausgewogen und vollwertig essen, können wir uns gut ernähren, ohne tierische Nahrungsmittel zu uns zu nehmen.

Vegetarische Ernährung ist ein Überbegriff. Darunter werden diverse Einteilungen getroffen, die beschreiben, ob Eier, Fisch, oder Milchprodukte gegessen werden.
Wenn keine tierischen Nahrungsmittel verzehrt werden, sprechen wir von veganer Ernährung.

In den letzten Jahren wurde vegetarischer oder veganer Nahrungskonsum vermehrt propagiert und die positiven sowie negativen Nebenerscheinungen dargestellt. So gibt es zahlreiche Belege für die positiven Auswirkungen eines vegetarischen Lebensstils.

Was sollen wir nun tun?

Das muss jeder für sich selbst entscheiden.
Es gibt ethische Fragen dahinter und es geht um den Ursprung und die Herkunft der Lebensmittel, oft geht es auch um die Kosten der Nahrung. Es handelt sich auch um reine Gewohnheit, denn wir neigen dazu, Dinge, die wir kennen, häufiger zu konsumieren und Lebensmittel, die uns neu sind, gar nicht zu probieren. So entsteht auch bei vegetarischem Lebensstil häufig eine einseitige Ernährung, die genauso aus Fast Food bestehen kann.

Daher könnte das Motto lauten: „Probieren geht über Studieren!"
Starten Sie den Versuch und spüren Sie in sich hinein, wie es Ihnen dabei geht.

Im Folgenden gehen wir noch auf das Thema Ernährungstagebuch ein.
Damit können Sie herausfinden, ob ein Stück Fleisch Sie müde macht oder mehr Kraft gibt.
Ebenso können Sie herausfinden, ob Sie eine Zeitlang ohne Milchprodukte auskommen und welche Auswirkung das auf Sie hat.

Es gibt so viele Stile und Arten gesunder Ernährung und das Angebot wächst zunehmend. Allerdings ist die Frage, was tatsächlich in unserer Nahrung enthalten ist. Wenn wir alle möglichen Geschmacksverstärker benötigen, damit wir unsere Mahlzeit genießen können, kann es wirklich das Richtige für uns sein?

Bauch-Hirn-Achse – das Mikrobiom

Wenn es um Stimmungen, Entscheidungen und Essverhalten geht, dann ist es nicht nur der Kopf, der denkt. Es ist sozusagen unser zweites Gehirn, das selbständig arbeitet und uns auf seine eigene Art leitet, wir könnten sagen, der Darm denkt.
Eingelagert in die Darmwand, sind so genannte „enterische" Nerven, die

unsere Verdauung kontrollieren. Es wird verstärkt geforscht, um herauszufinden, welche entscheidende Rolle unser Darm dabei spielt, wie wir uns physisch und psychisch fühlen.

Auch wenn wir es oft nicht bewusst wahrnehmen – unser Darmgehirn warnt uns vor vielen Umwelteinflüssen und beeinflusst unsere Reaktionen.

Der Wohlfühl-Faktor

Das Darm-Gehirn ist dem Kopf-Gehirn sehr ähnlich. Neuronen im Darm produzieren ebenso viel Dopamin (Lust/Belohnung) wie das Kopfgehirn, und 95% der Serotoninproduktion (Freude /Wohlgefühl) wird vom Darmgehirn, dem so genannten „enterischen Nervensystem (ENS)" übernommen. Diese Botenstoffe beeinflussen unsere Gefühle.

Was machen sie im Darm? Das Gleiche wie im Kopfgehirn. Sie beeinflussen, ob wir uns gut fühlen, depressiv sind, schlafen können, Appetit haben...oder nicht. Sie regeln unsere Temperatur und Knochendichte, reparieren beschädigte Zellen und sorgen für einen gesunden Herzenszustand.

Einen interessanten Aspekt bildet die „Darm-Stress-Achse".

Wechselseitige Beziehungen beeinflussen Psyche und Darm. In Stressphasen reagieren viele Menschen mit Verdauungsbeschwerden, Heißhungerattacken oder Appetitlosigkeit. Der Grund hierfür ist, dass in Stresssituationen vermehrt Adrenalin und das Stresshormon Cortisol ausgeschüttet werden. Folgen sind beispielsweise erhöhte Atem- und Herzfrequenz. Für diese Funktionen braucht der Körper viele Energiereserven, welche dem Magen-Darm-Trakt in diesem Fall nicht zur Verfügung stehen. Folglich werden andere Tätigkeiten eingeschränkt ausgeführt, dieser Mechanismus führt häufig zu Übelkeit, Bauchschmerzen, Durchfall und anderen alltäglichen Symptomen.

Unser Verdauungstrakt ist von etwa 100 Billionen Bakterien besiedelt. Sie sitzen in den Schleimhäuten der Darmwände und sind nicht nur Verdauungshelfer, sondern regulieren unser Immunsystem. Dazu stehen sie in engem Zusammenhang mit der Stimmungslage sowie der Produktion von wichtigen Botenstoffen im Gehirn.

Eine intakte Darmflora ist sehr wichtig, denn Sie ist dafür verantwortlich, dass keine Schadstoffe an den Körper weitergegeben werden und schützt so unsere körperliche Gesundheit.

Emotionen und Essen

Neben den eben besprochenen Einflüssen des Mikrobioms auf unsere Psyche, so sind es oft auch Emotionen, die mit dem Essen huntergeschluckt werden und sich auf unseren Körper auswirken.

Kein schlechtes Gewissen beim Essen zu haben, ist für viele Menschen kaum vorstellbar. Dabei übersehen wir die Notwendigkeit und die grundsätzliche Idee der Nahrungsaufnahme.

So nähren wir uns idealerweise mit gesunden Lebensmitteln und nehmen gute Energie zu uns.

Der Genussfaktor darf und soll auch eine große Rolle spielen. D.h. etwas zu essen, das einem nicht schmeckt, macht wenig Sinn.

Oft ist es ratsam, bestimmte Nahrungsmittel, die uns nicht gut tun, gar nicht erst zu kaufen und nicht zuhause zu haben.

Suchen wir Entspannung lieber auf anderen Wegen. Hier ein paar Entspannungsideen:

So macht es Sinn, einmal um den Block zu gehen, vielleicht ein Yogavideo zu probieren, aber auch nur ein Lieblingslied aufzudrehen, mit dem man sofort positive Gefühle verbindet, und einfach loszutanzen.

Andere Ideen wie Wasser trinken oder ein Basilikumblatt oder andere Samen zu kauen sind nicht nur gegen das Essen ohne Hunger hilfreich, sondern auch wertvolle Tipps bei Heißhungerattacken.

Noch ein paar Vorschläge für allgemeines Wohlbefinden:

- Verschieben Sie nicht den Weg zum stillen Örtchen, weil es gerade vermeintlich Wichtigeres zu tun gibt.
- Gönnen Sie Ihrem Körper Pausen, wenn Sie müde sind. Oft retten wir uns aus einem Müdigkeitstief mit Kaffee oder Energydrinks und etwas Süßem. Dabei überlisten wir uns selbst und übergehen die Signale unseres Körpers.
- Gehen Sie schlafen, wenn Sie abends das erste Mal müde sind.
- Lernen Sie, Hunger bewusst wahrzunehmen und essen Sie nichts, wenn Sie nicht hungrig sind oder genug gegessen haben. Versuchen Sie hinzuspüren, was und wieviel Sie brauchen.
- Nehmen Sie Körpersignale wie Blähungen, Völlegefühl und Übelkeit ernst und versuchen Sie herauszufinden, wann es dazu kommt.

Reis-Tage

Aus der traditionellen chinesischen Medizin (TCM) kommt die Tradition der so genannten Reis-Tage. Dabei handelt es sich um eine einfache Methode, um den Körper zu reinigen. Reis wirkt sanft ausleitend und ist von seiner Wirkkraft im Körper sehr harmonisch. Die Reis-Tage gehören zu den am häufigsten angewandten Reinigungen. Sie führen uns schnell zu einem Ergebnis, das auf körperlicher und geistiger Ebene wirkt.

Auch wenn die TCM von längeren Fastenkuren abrät, so ist die regelmäßige Reinigung ein wichtiger Bestandteil. An diesen Tagen wird nichts außer Reis gegessen. Dieser sollte am besten die Konsistenz einer Reissuppe, genannt „Congee", haben. Es soll an Reis-Tagen nicht gehungert werden, allerdings ist es auch kein Tag für ein Festessen. Daher sollte alle paar Stunden eine Schale Reisbrei gegessen werden, idealerweise ohne Fett und Gewürze, also auch ohne Salz.

Der Grund besteht darin, den Geschmackssinn wieder zu neutralisieren und von den häufig sehr intensiven salzigen und süßen Geschmacksgewohnheiten abzubringen.

Diese Reis-Tage können gelegentlich oder auch in regelmäßigen Abständen eingelegt werden,

Ein heilsamer Effekt besteht auch darin, dass Reis-Tage helfen, überschüssige Hitze aus dem Körper zu bringen. Diese kann aus traditionell chinesischer Sicht aufgrund von Stress im Körper entstehen. So können Symptome wie Allergie, Völlegefühl, Verdauungsprobleme, Energiemangel, Schlafstörungen mithilfe regelmäßiger Reis-Tage gelindert werden.

Empfohlene Getränke während der Reis-Tage:

Wir sollten täglich ungefähr 2 Liter trinken, vorteilhaft ist warmes abgekochtes Wasser (besser nicht während des Essens trinken), zusätzlich 3-5 Tassen Kräutertee, welche den Prozess der Reinigung unterstützen. Günstig sind zum Beispiel:
Brennesselblätter, Löwenzahnblätter, Birkenblätter, Maishaartee, Bambustee
Vermeiden Sie kühlende oder stark reizende Getränke wie:
Fruchtsäfte, Kaffee, Schwarztee oder Energiedrinks.

Mögliche Begleiterscheinungen der Reis-Tage:
Da der Körper entgiftet, kann er sich zu Beginn mit unangenehmen Reaktionen bemerkbar machen, wie zum Beispiel:
- Kopfschmerzen wegen des Koffeinentzugs
- Vermehrte Müdigkeit
- Schmerzhaftes Aufflackern alter Verletzungen

Zubereitung des Congee/Reisbreis:

Für die Zubereitung wird Basmati-/Vollkornreis im Verhältnis 1:6 bis 1:10 mit Wasser nach kurzem Aufkochen in einem großen Topf (das Volumen vervielfältigt sich!) rund vier bis sechs Stunden auf kleinster Hitze gekocht. Der daraus entstehende Brei stärkt besonders das in der TCM so genannte Qi des Mittleren Erwärmers und Milz und Magen sind hoch erfreut über die Energie, die ihnen mit einem Reis-Congee zugeführt wird. Es kommt also zu einer Steigerung der Verdauungskraft.

Unverträglichkeiten, Allergien und Kreuzallergien

Ab wann sprechen wir von Unverträglichkeiten, was sind Allergien und was sind Kreuzallergien?

Zunächst sei erwähnt, dass es sich oft um Momentaufnahmen handelt, die sich durch Veränderungen der täglichen Ernährungsweise ebenfalls wieder verändern.
Dennoch handelt es sich um ein wichtiges Thema, das sehr viele Menschen betrifft.

Unter Nahrungsmittelallergien versteht man eine heftige Abwehrreaktion des Immunsystems gegen die Eiweißbestandteile einiger Nahrungsmittel. Der Körper kann verschiedene Reaktionen zeigen, zum Beispiel Durchfall, Erbrechen oder auch Hautveränderungen.

Häufig werden die Begriffe Allergie und Nahrungsmittelunverträglichkeit verwechselt.
Unterschied zwischen Allergie und Unverträglichkeit:
Allergische Reaktionen erfolgen erst nach mehrmaligem Kontakt mit dem Auslöser, manchmal geschieht das Jahre nach dem Erstkontakt. Allergien können aber auch wieder gänzlich verschwinden.
Wenn Sie eine Allergie feststellen, so ist die einzige vernünftige Konsequenz die, das entsprechende Nahrungsmittel ganz aus der Ernährung zu streichen.

Milch-Allergie
Jegliche Tiermilch und deren Folgeprodukte sind zu meiden, also auch Schlagobers, Joghurt, Topfen/Quark und Käse.
Einen möglichen Ersatz finden Sie in pflanzlichen Alternativen sowie in veganen Aufstrichen.

Hühnerei-Allergie
Backen ohne Ei ist inzwischen kein Problem mehr.
Alternative Bindemittel für Kuchen zum Beispiel: Mischung aus einem Esslöffel Pflanzenöl + zwei Esslöffeln Wasser + 1/2 Teelöffel Backpulver.

Weizen-Allergie
Weizen ist in Europa weit verbreitet. Da eine Allergie in den seltensten Fällen gegen mehrere Getreidesorten gleichzeitig vorhanden ist, kann man beim Kochen/Backen ausweichen:
Als Alternativen für Weizen kann man zum Beispiel Mehl aus Amaranth, Johannisbrotkern, Reis, Roggen, Mais, Gerste, Hafer oder Buchweizen verwenden.

Histaminintoleranz
Histamin ist eine Substanz, die nicht nur von außen über die Nahrung zugeführt wird, wir produzieren es auch selbst. Der Botenstoff Histamin ist für viele Stoffwechselprozesse unerlässlich, ein Überschuss kann allerdings bei entsprechender Empfindlichkeit rasch unangenehme Symptome auslösen.

Histaminhaltige Nahrungsmittel sind zum Beispiel: Schokolade, Tomaten, Salami, Meeresfrüchte (insbesondere Garnelen), geräucherte und gepökelte Nahrungsmittel und Zucker, verschiedene Käsesorten, Sauerkraut, sowie Essig, Weißwein, Rotwein und Sekt.

- Hautreaktionen (Reizungen, Juckreiz, Ausschlag, Ekzeme)
- Kopfschmerzen/Migräne
- Schwitzen, Schwindel, Kreislaufprobleme, Müdigkeit, Erschöpfung
- Atembeschwerden, verstopfte Nase
- Übelkeit, Bauchschmerzen, Blähungen

Kreuzallergien

Sogenannte Kreuzallergien auf Nahrungsmittel können bei Bestehen anderer Allergien wie z.B. einer Pollenallergie auftreten. Dabei reagiert das Immunsystem auf bestimmte Lebensmittel, deren Inhaltsstoffe denen in Pollen sehr ähnlich sind und daher vom Immunsystem verwechselt werden. So kann es z.B. bei Bestehen einer Pollenallergie auf Ragweed nach dem Verzehr von Banane oder Melone zu einer allergischen Symptomatik kommen.

Ebenso reagieren Hausstaubmilbenallergiker manchmal auf den Genuss von Shrimps und Weichtieren. Der Grund hierfür ist das Vorhandensein ähnlicher Eiweißmoleküle in den verschiedenen Allergenquellen.

Typische Beschwerden
Die Abwehr des Immunsystems auf die im Nahrungsmittel vorkommenden Eiweißverbindungen äußert sich zuerst meist an Körperstellen, die mit dem Allergen in direktem Kontakt waren. Typisch sind Symptome wie Brennen oder Taubheit der Lippen bzw. im Mund oder eine Schwellung der Zunge.

Die häufigste Kreuzallergie ist das Birkenpollen-Nuss-Kernobst-Syndrom: Birkengewächse und Rosengewächse, zu denen auch Stein- und Kernobst, sowie Beeren zählen, sind botanisch verwandt. Ist das Immunsystem auf Birke sensibilisiert, d.h. ist man allergisch auf Birke, kann es auch auf Äpfel überreagieren.
Weitere mögliche Kreuzreaktionen bei einer Birkenallergie: Birne, Pfir-

sich, Nektarine, Kirsche, Zwetschke, Hasel- und Walnuss, Mandel, Brombeere, Erdbeere und Himbeere, rohe Karotte, Sellerie und Kiwi.

Eine weitere Kreuzallergie ist das Sellerie-Karotten-Beifuß-Gewürz-Syndrom.

Die allergischen Symptome auf Kreuzallergene verlaufen in der Regel schwächer als bei der zugrunde liegenden Hauptallergie.

Bei einer Vielzahl von Allergien, die eigentlich nicht in Zusammenhang mit der Ernährung stehen, kann es zu Kreuzreaktionen mit Allergenen in Nahrungsmitteln kommen. Besonders häufig wird etwa auf Nüsse, Steinobst, Fisch und Mereresfrüchte kreuzreagiert.

Hier eine Aufzählung möglicher Kreuzallergien:
(Quelle: www.gesundheit.gv.at)

Gräser- und Getreidepollen:
Erdnuss, Soja, Erbse, Bohne, Linse, Tomate, Banane, Melone, Mango, Cashewnuss, Pistazie, Getreidemehle und –produkte (Weizen), Lupinenmehl

---

Baumpollen (Birke, Hasel, Erle, Buche):
Hasel-, Wal-, Para- und Cashewnuss, Mandel, Apfel, Birne, Pfirsich, Nektarine, Kirsche, Zwetschke, Kiwi, Marille, Karotte, Sellerie, Tomate, Soja, Anis, Fenchel, Kümmel, Koriander, Petersilie, Dill, Basilikum, Oregano, Chili

---

Kräuterpollen (z.B. Beifuß oder Gänsefuß):
Sellerie, Karotte, Fenchel, Artischocke, Tomate, Paprika, Kamille, Anis, Kümmel, Koriander, Curry, Petersilie, Knoblauch, Basilikum, Oregano, Pfeffer, Muskat, Zimt, Ingwer, Sonnenblumenkerne

---

Latex:
Avocado, Banane, Kiwi, Ananas, Mango, Honigmelone, Feige, Papaya, Pfirsich, Passionsfrucht, Sellerie, Tomate, Paprika, Maroni, Buchweizen

---

Hausstaubmilben:
Krabbe, Garnele, Hummer, Scampi, Krebs, Muschel, Auster, Tintenfisch, Schnecke

Ernährungstagebuch

Wahrnehmung – was essen wir überhaupt?

Bezugnehmend auf alle Nahrungsmittel, können wir mit so einem Ernährungsprotokoll recht gut herausfinden, was wir alles essen, und wie es uns dabei und damit geht.
So können Unverträglichkeiten festgestellt werden und generell wird unser Essverhalten gut beleuchtet. Wichtig ist, wirklich alles aufzuschreiben.

Eine mögliche Darstellung eines Wochenprotokolls:

Tag	Vor-mittag 6-12	Nach-mittag 12-16	Abend 16-22	Psyche	Verdau-ung
Montag					
Dienstag					
Mittwoch					
Donnerstag					
Freitag					
Samstag					
Sonntag					

Ergänzung - Hühnersuppe

Hühnersuppe (stundenlang gekocht) ist ein Heilmittel, das nicht nur in der traditionellen chinesischen Medizin empfohlen wird, sondern auch in der traditionellen europäischen Medizin seinen Platz findet. Sie ist aber nur im Anfangsstadium der Erkrankung zu empfehlen, ab dem zweiten bis dritten Tag ist es idealer, das Fleisch wegzulassen und die vegetarische Variante der Suppe zu verwenden.

Rezept für Hühnersuppe:

Ein ganzes Bio-Huhn ca. eine halbe Stunde lang kochen und dann abgießen und erneut mit etwa drei Liter kaltem Wasser ansetzen und mit Ingwer, Karotten, Sellerie (Knolle oder Stange), Zwiebel und Wacholderbeeren kochen – drei bis fünf Stunden! Dann abgießen, abkühlen lassen, das Fett entfernen – am besten vorher gut kühlen, dann geht das ganz einfach .
Erwärmen und schluckweise mit oder Einlage tagsüber immer wieder trinken.
Suppenrezept für Vegetarier und Veganer, für den weiteren Verlauf der akuten Erkrankung, oder wenn Sie ganz einfach lieber eine Gemüse- als eine Fleischsuppe essen:
Zwiebel, Lauch, Karotten, Sellerie, Zucchini, Petersilienwurzel, Ingwer in ca. zwei bis drei Liter ca. zwei Stunden köcheln lassen, abseihen.
Ebenfalls tagsüber schluck- oder tassenweise immer wieder trinken.

DIE KRANKHEITSBILDER IM EINZELNEN

Allergien, Heuschnupfen

Allgemeines

Vermeiden Sie so konsequent wie möglich Substanzen, die bei Ihnen allergische Reaktionen auslösen (das erfordert oft detektivische Fähigkeiten, aber Sie sind der beste Spezialist für Ihre Beschwerden). Hier sind vor allem Allergien angesprochen, die die oberen Atemwege betreffen und als sogenannter Heuschnupfen oder Pollenallergie zu Tage treten.

Es gibt ganz detaillierte Landkarten und Warnsysteme, was den Pollenflug des jeweiligen Jahres betrifft – zum einen auf verschiedenen Webseiten, z.B. bietet: https://www.pollenwarndienst.at durch Kooperationen mit verschiedenen lokalen und internationalen Institutionen eine Pollenvorhersage per App, die für den gesamten deutschsprachigen Raum verfügbar ist.

Es kann hilfreich sein, die Allergien schulmedizinisch austesten zu lassen, um eine gute Strategie zu finden, wie Sie die Auslöser der Beschwerden vermeiden können. Solche Allergietests werden bei Hautärzten, Lungenfachärzten und in Spezialambulanzen durchgeführt.
Wichtig ist es auch, bei einem Verdacht auf Medikamentenallergien diese auszutesten, um zu verhindern, dass eine neuerliche, möglicherweise bedrohliche Reaktion auftritt.
Eventuell ist auch eine phasenweise Einnahme von Darmbakterien unter ärztlicher Anleitung zur sogenannten Symbioselenkung hilfreich, diese führt zu einer besseren Funktion und zur Stabilisierung der Darmschleimhaut. Ein gut funktionierender Darm kann die Neigung zu allergischen Reaktionen verringern.

Wickel, Anwendungen s. allgemeiner Teil

- Augentrostauflagen bei Augenbeschwerden
- Meersalz-Nasenspray bei allergischem Schnupfen (oder auch selbst gemischtes Salzwasser: einen TL Salz in 1/4 Liter Wasser auflösen) – nicht eiskalt aus dem Kühlschrank verwenden!
- Verwenden Sie täglich abends eine Nasendusche (in der Apotheke erhältlich), um die Pollenmenge auf der Nasenschleimhaut zu verringern – im Yoga werden sogenannte „Nasenkännchen" verwendet, diese bekommen Sie in Läden, die ayurvedische Produkte führen - und tragen Sie anschließend
- Nasenöl (zum Beispiel Sesamöl ist hierfür im Ayurveda sehr beliebt, auch Olivenöl ist empfehlenswert) auf die Nasenschleimhäute auf, um ein Austrocknen zu verhindern.

Kräuter

Tees nach Basisrezept:
- Brennesselblätter
- Chrysanthemenblüten
- Augentrost

alle drei als Tee zum Trinken, Augentrost auch als Augenkompressen oder Augentropfen (als „Euphrasia Augentropfen" in der Apotheke erhältlich)

> **Ein bewährtes Teerezept bei Allergien:**
>
> Teemischung für einen Tag: zwei Teelöffel Chrysanthemenblüten (Flos chrysanthemum sinensis) und einen Esslöffel Gojibeeren mit 3/4 Liter kochendem Wasser übergießen und 10-15 Minuten ziehen lassen. Über den Tag verteilt trinken, die Gojibeeren mitessen!

 Akupunktmassage

Bitte lesen Sie die genaue Lage der einzelnen Akupunkturpunkte im allgemeinen Teil unter „Akupunktmassage" nach, hier sind zur leichteren Auffindung die empfohlenen Punkte im Überblick eingezeichnet:

Di 4, Le 3, Di 20, Yintang, B 2, G 20

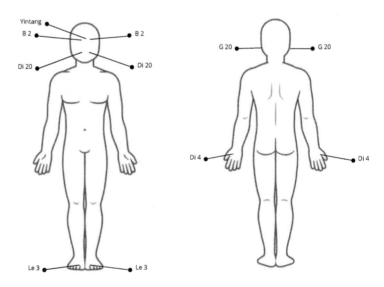

Obere Ohrspitze mit dem Fingernagel fest massieren, außerdem ist eine allgemeine Ohrmassage zu empfehlen: das ganze Ohr zwischen Daumen und Zeigefinger nehmen und durchmassieren.

Ernährung

Trinken Sie täglich morgens 1 Teelöffel Apfelessig in einem Glas Wasser.

Täglich 1 Teelöffel Heilerde in einem Glas Wasser auflösen und trinken.

Einen Versuch ist es wert, ein paar Wochen lang Kuhmilchprodukte (Milch, aber auch Käse, Joghurt, Topfen/Quark,..) ganz wegzulassen, vor allem in der Hochsaison Ihrer Pollenallergie. Erfahrungsgemäß bringt das manchmal wirklich eine Erleichterung der Schnupfensymptome. Versuchen Sie, Kaffee, Rotwein, rotes Fleisch zu meiden und histaminauslösende Lebensmittel wie Schokolade, Tomaten, Weißwein, Sekt, Salami, Meeresfrüchte (insbesondere Garnelen), geräucherte und gepökelte Nahrungsmittel zu reduzieren.

Bei Heuschnupfen wird außerdem die tägliche Einnahme eines Kaffeelöffels Honig – wichtig: aus der Gegend, in der Sie zuhause sind! - schon in der kalten Jahreszeit empfohlen. Falls in Ihrer Wohngegend erhältlich, sollten Sie sogenannten „Pollenhonig" bevorzugen. Eine weitere Möglichkeit ist es, heimische Bienenwaben zu kauen, am besten schon ab ca. einem Monat vor der Sie betreffenden Pollensaison.

TCM-Tipp

Aus der Sicht der TCM handelt es sich bei Allergien meist um eine sogenannte Hitzesympomatik, daher ergibt sich die Devise – Hitze entfernen. Was das bedeutet, wird uns oft erst bewusst, wenn wir folgenden Unterschied spüren: wir essen kühlende Gurke oder trinken Orangensaft, der ebenfalls abkühlt, ganz im Gegensatz zu stark gewürzter roter Linsensuppe oder einer Tasse Ingwertee. Diese Hitzesympomatik äußert sich meist in quälendem Jucken und oft in geschwollenen Schleimhäuten.

Im allgemeinen Ernährungsteil sind wir bereits auf Kreuzallergien eingegangen, diese spielen bei Allergien eine ganz wesentliche Rolle.
Bei Allergien können gelegentliche Reis-Tage hilfreich sein, auch diese sind im allgemeinen Ernährungsteil beschrieben.

Noch ein Tipp aus der Sicht der TCM-Ernährung:
Grüne Mungobohnen mit der 3-fachen Menge Wasser 30-45 Minuten kochen, den Absud in kleinen Schlucken trinken. Dann die Mungobohnen mit Reis und einer Handvoll Goji-Beeren noch 30 Minuten zu einem Brei kochen und essen.

Hilfreich ist es, erhitzende, zum Beispiel stark gewürzte Nahrungsmittel und Zubereitungsarten, wie Gebratenes und Frittiertes zu vermeiden.

Yogatherapie s. allgemeiner Teil

Dreieck Trikonasana	Kobra Bhujangasana	Drehsitz Ardha Matsyendrasa

Wechselatmung – Nadi Shodana

 Weitere Tipps

Aus dem Ayurveda:

Sogenannte Panchakarmakuren (Reinigungskuren) sind bei Allergien oft eine ausgezeichnete Unterstützung, allerdings sind sie relativ zeitaufwändig (über 5 Wochen) und entsprechend kostspielig.
Orale Eigenbluttherapie: Beschreibung siehe allgemeiner Maßnahmenteil/ Therapieformen

Bei Heuschnupfen:

Waschen Sie sich häufig – am besten täglich – abends die Haare und wechseln Sie täglich den Kopfkissenbezug. Auch den Bettdeckenbezug oft wechseln und zwar auch den des Schlaf-Partners. Spätestens ab ca. 3.00 morgens die Schlafzimmerfenster schließen und am besten bei Regen ausgiebig lüften. Wäsche nicht im Freien trocknen, um zu verhindern, dass Kleidung und Bettwäsche mit Pollen übersät werden. Oberflächen in der Wohnung öfters mit einem feuchten Tuch abwischen, um die Pollenbelastung möglichst gering zu halten.

Bei Lebensmittelallergien oder Lebensmittelunverträglichkeiten:

Legen Sie Ernährungsphasen ein, in denen Sie bestimmte Lebensmittel vermeiden, von denen Sie vermuten, dass eine Unverträglichkeit oder Allergie besteht. Eventuell können Sie so genannte Rotationsdiäten versuchen – hier darf jedes durch einen Test entsprechend ausgewählte Nahrungsmittel nur in einem sogenannten Rotationsschema alle 4-5 Tage verwendet werden – das muss allerdings individuell ausgetestet werden, genaue Pläne liegen bei Ärzten auf, die sich mit dieser Methode auseinandersetzen und entsprechende Testungen vornehmen, zum Beispiel manche Allergologen oder andere Ärzte.

Nahrungsmittelergänzungen:
Magnesium ist in der Allergiezeit als Vorbeugungsmaßnahme einen Versuch wert, ebenso
Calcium
Vitamin C
Schwarzkümmelölkapseln, 1 g täglich, beginnen Sie damit vorbeugend ca. einen Monat vor Beginn der Allergiesaison

Querverweise

- Augenbeschwerden
- Husten
- Schnupfen
- Hautprobleme
- Nesselsucht

Augenbeschwerden

Allgemeines

Sollte sich bei einer Augenentzündung nicht innerhalb weniger Tage eine deutliche Besserung ergeben, begeben Sie sich bitte in ärztliche Behandlung, es kann sich um eine ansteckende Augeninfektion handeln, die schulmedizinischer Behandlung bedarf.
Meiden Sie soweit wie möglich äußere Reize, wie Sand, Rauch, auch Zigarettenrauch, Wind oder Allergene wie Pollen oder Staub.

Akupunktmassage

Bitte lesen Sie die genaue Lage der einzelnen Akupunkturpunkte im allgemeinen Teil unter „Akupunktmassage" nach, hier sind zur leichteren Auffindung die empfohlenen Punkte im Überblick eingezeichnet:

B 2, Taiyang, G 20, Yintang, Le 3, Di 4

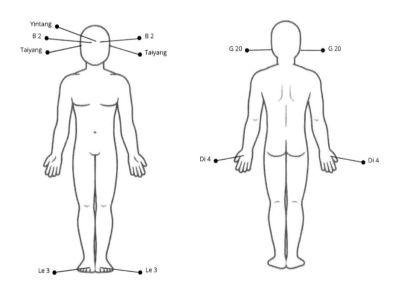

Wickel, Anwendungen s. allgemeiner Teil

- Augentrostauflagen bei Bindehautentzündung: Bereiten Sie einen Tee aus Augentrost zu: einen Teelöffel auf 1/4 Liter heißes Wasser, ca. zehn Minuten ziehen lassen, abgießen, abkühlen lassen, Wattepads damit

tränken, ausdrücken und auf die geschlossenen Augen legen.
- Schwarztee ist eine gute Möglichkeit: am besten im Teebeutel aufgießen, ausdrücken, den Beutel auf das Auge auflegen – eine ideale Erste Hilfe auf Reisen.
- Krautwickel (ausgerolltes Weißkrautblatt), eine rohe Kartoffelscheibe oder einfach ein feuchtes warmes Tuch auf das geschlossene Auge kann bei Gerstenkorn helfen.
- Gurkenscheibe aufs Auge legen: ist kühlend und gut gegen Augenjucken
- Die einfachste Variante: Augen in kaltem klarem Wasser baden
- Die häufig empfohlenen Kamillenteeauflagen empfehle ich nicht, sie können bei empfindlichen Personen zu allergischen Reaktionen führen.

Kräuter

Chrysanthemenblütentee: nach Basisrezept zubereiten, täglich zwei Tassen trinken

Löwenzahn, Mariendistel- und Artischockensaft

TCM-Tipp

Vermeiden Sie scharfe und saure Nahrungsmittel.
Günstig sind Gurken, Wassermelone, Salbei und Minze, Zitrone, Limetten. Grüne Mungobohnen mit der 3-fachen Menge Wasser 30-45 Minuten kochen, den Absud in kleinen Schlucken trinken. Dann die Mungobohnen mit Reis und einer Handvoll Goji-Beeren noch 30 Minuten zu einem Brei kochen und essen.

Yogatherapie s. allgemeiner Teil

Wechselatmung – Nadi Shodana

Meditation: Augen

Palmieren:
Hände aneinander reiben, bis sie warm sind und sich die Handinnenflächen seidig anfühlen, auf die geschlossenen Augen legen, ruhig atmen, eventuell die Augen öffnen, die Hände ca. 2-3 Minuten liegen lassen – eine gute Gelegenheit, nicht nur die Augen zu entspannen.

Weitere Tipps

Ausreichende Raumfeuchtigkeit (in Wohnräumen ca. 40–60%) ist hilfreich, wenn die Augen trocken sind, eine Möglichkeit wäre ein Luftbefeuchter, aber vielleicht tut es auch ein Wäscheständer mit frisch gewaschener Wäsche oder einfach nassen Tüchern.

Luftfeuchtigkeitsmesser sind um ein paar Euro zu haben und können eine wertvolle Orientierung bieten, um die Luftfeuchtigkeit im Raum einzuschätzen.

 Querverweise

- Allergien, Heuschnupfen

Blähungen, Magen-Darmprobleme

Allgemeines

Ein gut funktionierender Darm ist eine wichtige Voraussetzung für Gesundheit. Nicht nur eine „angeborene Verdauungsschwäche" kann hier bei Schwierigkeiten im Hintergrund stehen, sondern auch Ernährungsweisen, die den Darm belasten, und vor allem eines: Stress und Anspannung gehören zu den wesentlichsten Risikofaktoren für Verdauungsprobleme.
Wie so oft, kann auch hier regelmäßige körperliche Bewegung zu einer Linderung der Beschwerden beitragen.

Feststellen eventueller Unverträglichkeiten oder Nahrungsmittelallergien
Die sogenannte Symbioselenkung ist eine Behandlung mit Hilfe verschiedener Darmbakterien, um den Verdauungsprozess möglichst optimal zu unterstützen, fragen Sie Ihre Ärztin danach.

Wickel, Anwendungen s. allgemeiner Teil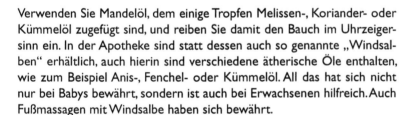

Verwenden Sie Mandelöl, dem einige Tropfen Melissen-, Koriander- oder Kümmelöl zugefügt sind, und reiben Sie damit den Bauch im Uhrzeigersinn ein. In der Apotheke sind statt dessen auch so genannte „Windsalben" erhältlich, auch hierin sind verschiedene ätherische Öle enthalten, wie zum Beispiel Anis-, Fenchel- oder Kümmelöl. All das hat sich nicht nur bei Babys bewährt, sondern ist auch bei Erwachsenen hilfreich. Auch Fußmassagen mit Windsalbe haben sich bewährt.

- feucht-warme Leberwickel (im Bereich des Oberbauchs rechts)
- Kompressen (warm) mit Kamille-, Fenchel-, Majorantee
- Melissenölwickel (feucht-warmer Wickel mit einigen Tropfen Öl)
- Kümmelölwickel (feucht-warmer Wickel mit einigen Tropfen Öl)
- Schafwolle auf den Bauch auflegen, das geht auch bei Babys und Kleinkindern fast immer, auch wenn sie andere Wickel verweigern
- Kirschkernkissen, im Ofen erwärmt
- Ingwerwickel

Kräuter

Bei Kindern: einige Teelöffel warmen Fencheltee vor jeder Mahlzeit geben. Ein wunderbares Teekraut für Babys mit Bauchschmerzen ist die in der Apotheke erhältliche Nepeta cataria – die „echte Katzenminze" – als Tee nach Basisrezept zubereitet. Die stillende Mutter trinkt 3x täglich eine Tasse davon. Wenn das Kind nicht gestillt wird, mehrmals täglich ein paar Löffelchen davon verabreichen.

Weiters können Sie aus folgenden Kräutern wählen, was Ihnen angenehm ist, um einen Tee zuzubereiten, der Sie bei Blähungen unterstützen kann:

Anis	Lavendel
Basilikum	Lorbeerblatt
Erdrauch	Melisse
Fenchel	Pfefferminze
Kümmel	Schafgarbe

Vierwindetee:

Fenchel	20 g
Anis	20 g
Dill	20 g
Kümmel	20 g

Zubereitung: 1 Teelöffel der Mischung in eine Tasse geben, die Körner mithilfe eines Löffels zerdrücken, damit sich die Öle besser lösen, mit 1/2 Liter kochendem Wasser aufgießen, 10 Minuten ziehen lassen, abgießen, im Laufe des Tages trinken.

Dieser „Vierwindetee" ist sehr empfehlenswert, besonders auch für stillende Mütter, deren Babys unter Bauchschmerzen leiden. Kümmel oder Fenchel oder Anis können Sie einzeln ebenso zubereiten.
In Drogerien und zum Teil auch im Lebensmittelhandel gibt es fertige Anis-Fenchel-Kümmeltees im Teebeutel – eine gute Alternative für zwischendurch, oder wenn Sie einfach keine Lust haben, den Tee frisch aufzubrühen.

Ich habe Ihnen ein Teerezept zusammengestellt, das erfahrungsgemäß bei Übelkeit und Bauchschmerzen besonders hilfreich ist: eine sehr bewährte Teemischung, die Sie selbst herstellen oder nach diesem Rezept in der Apotheke mischen lassen können.

Magen-Darmtee bei Übelkeit und Bauchschmerzen

Anis	15 g
Fenchel	15 g
Kümmel	15 g
Kamillenblüten	15 g
Schafgarbe	30 g
Melisse	5 g
Käsepappel	5 g

Zubereitung: Einen Esslöffel dieser Mischung mit Mörser oder Löffel anquetschen, mit 1/4 Liter kochendem Wasser übergießen, fünf bis acht Minuten ziehen lassen, abgießen. 2-3x täglich 1/4 Liter warm zwischen den Mahlzeiten trinken.

Blähungen, Magen-Darmprobleme

 Eine weitere Empfehlung für einen guten "Bauchwehtee":

Ringelblumenblüten	10 g
Frauenmantel	10 g
Kamillenblüten	10 g
Königskerze	10 g
Schafgarbe	10 g

Zubereitung: Einen Esslöffel dieser Mischung mit 1/4 Liter kochendem Wasser übergießen, fünf Minuten ziehen lassen, abgießen. 2-3x täglich 1/4 Liter warm zwischen den Mahlzeiten trinken.

Auch hier - Ingwertee:

Ein bis zwei Zentimeter frische geschälte Ingwerwurzel in ca. fünf bis zehn dünne Scheiben geschnitten, fünf Minuten in einem Liter Wasser kochen, Zitrone hinzufügen, heiß trinken oder eventuell nach dem Abkühlen mit Honig süßen und erst dann trinken – Honig sollte nie über ca. 40° erhitzt werden.
Ein sehr zu empfehlender Tee zur Verbesserung der Immunabwehr. Verwenden Sie frischen Ingwer, die Anwendung getrockneten Ingwers kann ich nicht allgemein empfehlen, da dieser stark erhitzende Wirkung hat.

Zur Verdauungsförderung:

Sie können zusätzlich Enzianwurzel oder Pfefferminzblätter in den Tee mischen – die Enzianwurzel nur in geringer Menge verwenden, sie ist sehr bitter (ca. eine Prise pro Tasse dazugeben)

Schafgarbe ist nicht nur als Tee zu verwenden, sondern kann auch als Tinktur hilfreich sein. Die Tinktur bekommen Sie in der Apotheke, Dosierung: 5-10 Tropfen vor den Mahlzeiten einnehmen.

Yogatherapie s. allgemeiner Teil

Drehsessel
Utkatasana-Variation

Kind
Balasana

Drehsitz
Ardha Matsyendrasana

Akupunktmassage

Bitte lesen Sie die genaue Lage der einzelnen Akupunkturpunkte im allgemeinen Teil unter „Akupunktmassage" nach, hier sind zur leichteren Auffindung die empfohlenen Punkte im Überblick eingezeichnet:

Di 4, M 25, M 36, MP 6, Le 3, KG 4, KG 12
bei Übelkeit zusätzlich: P 6

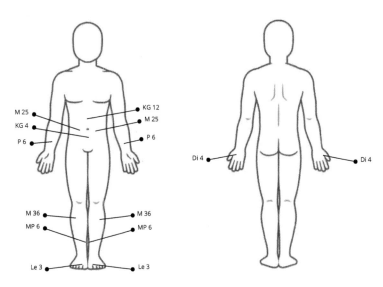

 ## Ernährung

Vermeiden Sie vor allem die Verwendung von Zucker, (blähendem) Kohlgemüse, wie Brokkoli, Karfiol, Kohl, Kohlrabi, Zwiebeln, Lauchgewächsen, Hülsenfrüchten und schränken Sie den Genuss von Getränken mit Kohlensäure ein.

Natürlich ist es auch sinnvoll, den Konsum von Nahrungsmitteln, von denen Sie schon wissen, dass sie Ihnen nicht zuträglich sind – vielleicht Milch? – zu reduzieren (keine laktosefreie Milch verwenden). Diese sind ein häufiger Auslöser für Bauchbeschwerden.
Probieren Sie es einfach aus, Sie sind die Fachfrau und der Fachmann, der beurteilen kann, was für Sie passend ist.

Verwenden Sie regelmäßig Kräuter und Gewürze, um die Verdauung zu unterstützen - beispielsweise Rosmarin, Thymian, Ingwer (vor allem frisch), Koriander, Petersilie, etc.

Aus der Hildegardmedizin:
Dinkelsuppe ist als fertige Zubereitung im Handel, zum Beispiel im Reformhaus oder Bioladen erhältlich und kann unterstützend wirken.

Versuchen Sie es mit Kuzu – einer Substanz, die ich Ihnen wärmstens ans Herz legen kann:

Kuzu :
wird aus einer Pflanze aus dem asiatischen Raum gewonnen und findet nicht nur als pflanzliches Bindemittel in der Küche Verwendung, sondern auch im Rahmen der Naturmedizin. Sie bekommen Kuzu – ein weißes bröckeliges – Pulver in Apotheken, die traditionell chinesische Medizinpräparate verkaufen, Sie können aber auch im Reformhaus danach fragen. Kuzu ist nicht nur bei Sodbrennen und Magenschmerzen, sondern für den gesamten Verdauungstrakt ein sehr hilfreiches und stärkendes Mittel: Verrühren Sie einen Teelöffel Kuzu mit ca. 1/8 Liter kaltem Wasser, kochen Sie es ganz kurz auf, fügen ein wenig kaltes Wasser dazu, um eine passende Trinktemperatur zu erreichen, und trinken Sie den Kuzu gleich – 1-3x täglich vor den Mahlzeiten.

Heilerde:
Nehmen Sie ein bis zwei Mal täglich einen Teelöffel in einem Glas Wasser ein. Wenn Ihnen der Geschmack der Heilerde sehr unangenehm ist, können Sie auch Heilerdekapseln verwenden (in Drogerie und Apotheke unter der Bezeichnung „Heilerde zum Einnehmen" erhältlich).

TCM-Tipp

Fenchel, Kardamom, Basilikum, Ingwerstücke, Kreuzkümmel kauen oder mit heißem Wasser übergießen und trinken.

Legen Sie ab und zu einen Reis-Tag ein, um dem Darm eine Chance zur Regeneration zu bieten (s. allgemeines Ernährungskapitel).

Lassen Sie einige Tage Rohkost ganz weg und essen Sie auch Obst nur als Kompott, reduzieren Sie alles Süße, auch Zuckeraustauschstoffe bitte meiden. Sinnvoll ist es auch, Weißmehlprodukte, Brot und Mehlspeisen einmal ganz wegzulassen.

Mithilfe eines Ernährungsprotokolls wird es Ihnen leichter fallen, Stör-, aber auch Besserungsfaktoren besser zu identifizieren.

➡ Querverweise

- Durchfall
- Hämorrhoiden
- Leber-Galle
- Magenprobleme
- Verstopfung

Durchfall

Allgemeines

Durchfall kann als Folge ungewohnter Nahrung, die den Darm belastet, auftreten oder kann durch Nahrungsmittel ausgelöst werden, die Ihr Körper nicht verträgt.
Vielleicht sind Sie allergisch oder Sie haben eine sogenannte Unverträglichkeit, diese wird oft als Intoleranz bezeichnet. Hier kann Laktose der Übeltäter sein, es kann der Fruchtzucker sein, oder es bestehen andere individuelle Unverträglichkeiten.

Auch infolge einer Antibiotikabehandlung kann Ihr Darm in Streik treten. Hier liegt das Problem darin, dass nicht nur krankheitserregende Keime im Körper beseitigt werden, sondern auch wichtige Darmbakterien, die für die Verdauungstätigkeit eine wesentliche Funktion haben. In diesem Falle ist es oft sehr hilfreich, Darmbakterien in Form von Kapseln zu sich zu nehmen.

In diesem Abschnitt beziehe ich mich insbesondere auf den akuten unkomplizierten Durchfall, der oft durch verschiedene Keime, die mit der Nahrung aufgenommen wurden, verursacht ist, nicht so sehr auf chronische Durchfallerkrankungen.

Auch wenn ich mich wiederhole – Stress kann auch bei Durchfall ein ganz wesentlicher Auslöser sein.

Sollte sich Ihr Durchfall nicht innerhalb weniger Tage bessern, nehmen Sie bitte auf jeden Fall Kontakt mit Ihrer Ärztin auf. Bei Kindern, insbesondere Säuglingen, schon früher, da bei diesen schon innerhalb relativ kurzer Zeit eine Austrocknung entstehen und zu bedrohlichen Situationen führen kann.
Auch eine ärztliche Behandlung mit Hilfe verschiedener Darmbakterien kann für die Sanierung des Darms eine gute Unterstützung sein.

Wickel, Anwendungen s. allgemeiner Teil

- feucht-warmer Bauchwickel
- Leberwickel (feucht-warmer Wickel am rechten Oberbauch)

Akupunktmassage

Bitte lesen Sie die genaue Lage der einzelnen Akupunkturpunkte im allgemeinen Teil unter „Akupunktmassage" nach, hier sind zur leichteren Auffindung die empfohlenen Punkte im Überblick eingezeichnet:

M 36, M 25, B 25, MP 6, Le 3, Di 4

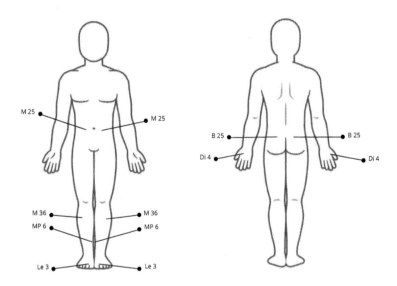

Bei Bauchweh ist es oft sehr hilfreich, Bauch und Fußsohlen sanft zu massieren (besonders, aber nicht nur bei Babys).

 ### Kräuter

Als Tee nach Basisrezept als einzelne Kräuter oder aus einigen der folgenden Komponenten zu gleichen Teilen gemischt:

Anis	Heidelbeerblätter
Blutwurz	Ingwer
Brombeerblätter	Kamille
Eichenrinde	Pfefferminze
Fenchel	Schafgarbe

ev. dünner schwarzer Tee – den ersten Aufguss wegschütten, erst den zweiten Aufguss verwenden.

> Auch hier habe ich für Sie ein bewährtes Rezept zusammengestellt:
> **Teerezept gegen Durchfall**
>
> | | |
> |---|---|
> | Eichenrinde | 15 g |
> | Blutwurz | 15 g |
> | Käsepappel | 15 g |
> | Schafgarbe | 15 g |
> | Kamille | 15 g |
>
> Zubereitung: Einen Esslöffel dieser Mischung mit 1/4 Liter kochendem Wasser übergießen, fünf Minuten ziehen lassen, abgießen. 2-3x täglich 1/4 Liter warm zwischen den Mahlzeiten trinken.

Ernährung

Durch den Durchfall kann ein Mineralstoffverlust entstehen. Es ist daher oft sinnvoll, entsprechende Elektrolytgetränke aus der Apotheke zu verwenden, um die Mangelerscheinungen auszugleichen; auch Elektrolyttabletten sind erhältlich.

- Nahrungsmittelergänzungen: Elektrolytlösungen aus der Apotheke oder s. oben
- (selbst gemachtes) Elektrolytgetränk: einen Liter Mineralwasser ohne Kohlensäure (oder abgekochtes Leitungswasser) mit einem Teelöffel Kochsalz, einem Glas Orangensaft, zwei Bananen und drei Esslöffeln Zucker mixen, im Lauf des Tages trinken
- Kokoswasser ist ebenfalls eine gute Elektrolytlösung – problemlos im Tetrapack erhältlich
- Karottensuppe: ein halbes Kilogramm Karotten weich kochen, pürieren, mit Wasser auf ca. einen Liter auffüllen, einen Teelöffel Salz und eventuell Ingwer dazugeben
- Reisschleim: Reis ca. zwei Stunden kochen, gewünschte Konsistenz durch Zugabe von Wasser oder Gemüsebrühe herstellen, dann leicht salzen
- Verwenden Sie keine Milchprodukte und fangen Sie erst vorsichtig wieder an, zu essen: leichte Suppen, Toast, Zwieback, Reis. Essen Sie nichts Rohes und vermeiden Sie fette Speisen
- Geriebener Apfel mit Zitrone und Zimt: etwas stehen lassen – ca. eine halbe Stunde – bis er eine bräunliche Farbe annimmt
- Kauen Sie mehrmals täglich einen Teelöffel getrocknete Heidelbeeren oder Preiselbeeren – gibt's in Apotheke und Reformhaus
- Heilerde (s. Kapitel Blähungen)
- Wesentlich wichtiger als Essen: Trinken, trinken, trinken – Wasser und Kräutertees (s.u.), um den Flüssigkeitsverlust auszugleichen

TCM-Tipp

- Haferflockensuppe oder Hirsebrei
- Reisbrei mit geriebenem Apfel und Zimt
- Karotten-Süßkartoffel-Lauchsuppe mit Reis
- Frische Ingwerwurzel im Essen mitkochen
- Tee aus getrockneten Heidelbeeren – auch für Kleinkinder geeignet – drei gehäufte Esslöffel in 1/2 Liter Wasser zehn Minuten kochen

Vermeiden Sie bei Durchfall:
Algen, Honig, Kuhmilch, Joghurt, Kohlgemüse, Nüsse, Kerne, Zwetschken, Feigen, Marillen, generell rohes Obst, Öle, Salat, Sesam, Spinat, Zucker

Yogatherapie s. allgemeiner Teil

| Knie-zur-Brust
Apanasana | Schulterbrücke
Setu Bandha Sarvangasana | Liegende Winkelhaltung
Supta Konasana |

Weitere Tipps

Wärmekissen, Wärmeflasche, Bauchatmung, Massage gegen den Uhrzeigersinn

Querverweise

- Magen-Darmprobleme
- Verstopfung
- Blähungen

Erkältung

Allgemeines

Auch wenn es für vorbeugende Maßnahmen zu spät ist und Sie sich schon verkühlt haben... können Sie noch Ihre Immunwehr unterstützen:

- Kurze Spaziergänge sind anzuraten, sofern Sie sich dazu in der Lage fühlen, frische Luft ist auf jeden Fall zu empfehlen
- Oft erweist es sich als hilfreich, eine geschnittene Zwiebel in das Schlafzimmer zu stellen, das kann vor allem bei verstopfter Nase gut schleimlösend wirken, und ist auch bei Kindern problemlos anwendbar
- Lutschtabletten mit Propolis oder Zistrose

Wickel, Anwendungen s. allgemeiner Teil

- Essig"patscherl"/socken
- Salzwasserinhalation und -gurgeln (einen Esslöffel Salz auf einen Liter Wasser)
- bei Fieber Zwiebelsocken, Wadenwickel
- Nasendusche
- Ansteigendes Fußbad
- Vor allem wenn Sie frieren, ist ein Ingwerfußbad hilfreich, also ein warmes Fußbad mit frisch geschnittenen Ingwerscheiben zur Anregung der Durchblutung, am besten auch ansteigende Fußbäder – diese sind im allgemeinen Teil beschrieben
- ein warmes Vollbad abends, ev. mit Lavendelöl – Zubereitung s. allgemeiner Teil/Ölbäder

Kräuter

Wenn vor allem am Beginn des Infekts Frieren im Vordergrund steht: Holunderblüten und Lindenblüten zu gleichen Teilen mischen, Tee nach Basisrezept zubereiten, eventuell mit einer Scheibe frischem Ingwer.

- Echinacea (Sonnenhut): 3x10 Tropfen täglich. In Erkältungszeiten höchstens sechs Wochen lang in dieser Dosierung einnehmen, längerfristige Einnahme kann die Abwehrkräfte auch schwächen.
- Ingwertee: geben Sie einige Ingwerscheiben in einen halben Liter Wasser, köcheln Sie das Ganze ein paar Minuten, geben Sie den Saft einer Zitrone dazu und süßen Sie nach Bedarf (Honig nur verwenden, wenn das Getränk schon etwas abgekühlt ist). Dieses die Immunab-

wehr unterstützende und erwärmende Getränk den ganzen Tag über schluckweise trinken.

 Ein bewährtes Teerezept bei beginnendem Infekt:

Lindenblüten	25 g
Holunderblüten	25 g
Mädesüßblüten	25 g

Zubereitung: Einen Esslöffel Teekraut mit 1/4 Liter heißem Wasser aufgießen, ca. 5-10 Minuten zugedeckt ziehen lassen, abgießen, drei Tassen täglich trinken

Lavendel
Stiefmütterchen

Umckaloabo Urtinktur – aus Pelargonienwurzel gewonnen - 3x10 Tropfen täglich (auch in Form von Sirup für Kinder oder als Tabletten in der Apotheke erhältlich)

Salbeitee (am bestens gleich beim ersten Auftreten von Halsschmerzen!): einen Teelöffel auf 1/4 Liter kochendes Wasser, zehn Minuten ziehen lassen, mehrmals täglich gurgeln – verwenden Sie Salbei aber nicht länger als zwei bis drei Tage, bei längerer Anwendung kann es zum Austrocknen im Halsbereich kommen

Thymiantee nach Basisrezept

Zistrosentee – Zistrose kann das Immunsystem gut unterstützen, auch als Kapseln und Lutschtabletten erhältlich

Kamille, Fenchel und Anisfrüchte: mischen Sie diese zu gleichen Teilen, geben Sie einen Teelöffel der Mischung in eine Kanne und zerdrücken Sie diese mit einem Löffel oder noch besser: mörsern Sie einen Teelöffel der Mischung, so werden die ätherischen Öle besser gelöst, und gießen Sie mit kochendem Wasser auf – schluckweise im Lauf des Tages trinken: Diese bewährte Mischung hat schleimlösende, entzündungshemmende und antibakterielle Wirkung.

 Eine sehr bewährte Gurgelmischung bei Heiserkeit und bei Halsschmerzen:

Eichenrinde	20 g
Eibischwurzel	20 g
Käsepappel	20 g

Zubereitung: einen Teelöffel mit 1/4 Liter kochendem Wasser aufgießen, zehn Minuten ziehen lassen, abgießen, zum Gurgeln verwenden

Ernährung

Vermeiden Sie schwere Mahlzeiten, und legen Sie eventuell einen Fastentag ein, aber vergessen Sie nicht, viel zu trinken! Hühnersuppe (stundenlang gekocht) ist ein Heilmittel, das nicht nur in der traditionellen chinesischen Medizin empfohlen wird, sondern auch in der traditionellen europäischen Medizin seinen Platz findet. Sie ist aber nur im Anfangsstadium der Erkrankung zu empfehlen, ab dem zweiten bis dritten Tag ist es besser, das Fleisch wegzulassen und die vegetarische Variante der Suppe zu verwenden. Rezept siehe vorne im allgemeinen Ernährungsteil.

TCM-Tipp

Ein heilsames Rezept zu Beginn einer Erkältung:
Weißen Tofu mit Frühlingszwiebel, Ingwer und Pfeffer kurz anbraten und genießen (kein Ei dazugeben!).

Streichen Sie außerdem alle kalten Nahrungsmittel und jegliche Rohkost für einige Tage, auch rohes Obst ist zu diesem Zeitpunkt nicht günstig. Essen und trinken Sie während einer Erkältung vor allem warme Nahrungsmittel. Trinken Sie keine Säfte, keine Milch, kein Mineralwasser, hier sind warmes Wasser und Tee das Getränk der Wahl.

Yogatherapie s. allgemeiner Teil

Vorbeuge sitzend **Vorbeuge stehend** **Berg**
Paschimottanasana   Uttanasana   Urdhva Hastasana

Wechselatmung - Nadi Shodana

Weitere Tipps

Massieren Sie sich die Füße mit Zimtöl (hergestellt aus zehn Milliliter Mandelöl mit fünf Tropfen Zimtöl)

Nahrungsmittelergänzungen:
Vitamin C
Zink ev. als Lutschtabletten (besonders bei Kindern sehr beliebt)

Akupunktmassage

Bitte lesen Sie die genaue Lage der einzelnen Akupunkturpunkte im allgemeinen Teil unter „Akupunktmassage" nach, hier sind zur leichteren Auffindung die empfohlenen Punkte im Überblick eingezeichnet:

Di 4, Di 20, G 20, Le 3

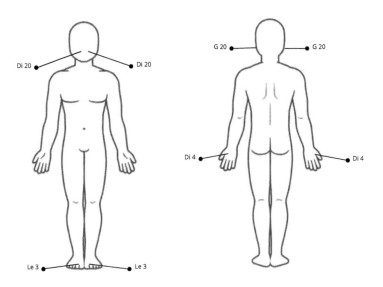

 Querverweise

- Fieber
- Halsschmerzen
- Husten, Bronchitis
- Ohrenschmerzen
- Schnupfen

Fieber

Allgemeines

Fieber ist eine Reaktion des Körpers, um gesund zu werden, und sollte nicht von vornherein unterdrückt werden. Der Körper läuft auf Hochtouren, um Krankheitserreger zu bekämpfen und wieder in Balance zu kommen.

Zwei der wichtigsten Mittel sind, wie so oft: Ruhe und frische Luft!

Wenn sich das Fieber nicht innerhalb von zwei Tagen legt, oder starke Schmerzen damit verbunden sind, ist auf jeden Fall eine medizinische Abklärung notwendig (z.B. um eventuelle akute Entzündungen oder andere Grundkrankheiten auszuschließen). Besonders bei Babys und Kleinkindern bitte mit der Kinder- oder Hausärztin Kontakt aufnehmen.

Wickel, Anwendungen s. allgemeiner Teil

Suchen Sie auch hier aus den verschiedenen Möglichkeiten diejenige aus, die Ihnen am angenehmsten erscheint.

- Anfangs ansteigende Bäder anwenden (s. unter Kneipp im allgemeinen Teil)
- Einlauf mit kühlem bis lauwarmem Wasser – nicht kalt!
- Essig"patscherl"
- Kneippwickel
- Wadenwickel
- Zwiebelsocken

Kräuter

Wenn Sie bei Fieberbeginn frieren: Wasser mit frischem Ingwer aufkochen, Zimt und eine Prise Cayennepfeffer hinzufügen, schluckweise trinken.
Später, bei Hitzegefühlen, insbesondere, wenn kein Schweiß mit dem Fieber verbunden ist: Lindenblüten- und Holunderblütentee zu gleichen Teilen mischen, einen Teelöffel auf 1/4 Liter kochendes Wasser geben, fünf Minuten zugedeckt ziehen lassen und schluckweise trinken.
Wenn Sie bei Fieber gar nicht schwitzen können, bereiten Sie Schafgarbentee nach Basisrezept zu, trinken Sie diesen bis zum Schweißausbruch, anschließend ist es dann günstiger, auf andere Teekräuter zu wechseln, hier gibt es eine breite Auswahl:

Andere Tees: nach Basisrezept

    Eisenkraut   Mädesüß
    Holunderblüten   Pfefferminze
    Lindenblüten   Schafgarbe
    Katzenminze   Thymian

Holunderbeerensaft oder Saft aus schwarzen Johannisbeeren (in der Apotheke erhältlich)

Eine gute Mischung bei Fieber:

Schafgarbe	20 g
Holunderblüten	20 g
Lindenblüten	20 g
Kamillenblüten	20 g

Zubereitung: einen Teelöffel mit 1/4 Liter kochendem Wasser aufgießen, 5-8 Minuten ziehen lassen, abgießen, davon zwei bis drei Tassen täglich trinken

Akupunktmassage

Bitte lesen Sie die genaue Lage der einzelnen Akupunkturpunkte im allgemeinen Teil unter „Akupunktmassage" nach, hier habe ich Ihnen zur leichteren Auffindung die empfohlenen Punkte im Überblick eingezeichnet:

Di 4, Le 3

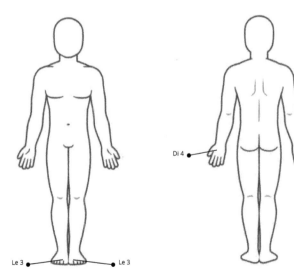

Außerdem die obere Ohrspitze kräftig massieren.

Ernährung

Leichte Kost, Wasser und Tee. Wichtig: Trinken Sie genug, am besten warmes Wasser und oben beschriebene Tees (auf jeden Fall ca. zwei Liter Flüssigkeit!).

TCM-Tipp

Keine zu heißen oder zu kalten Nahrungsmittel verwenden, etwas weniger als sonst essen und vegetarische Nahrung bevorzugen. Suppen sind ideal, vor allem auch für die zusätzliche Flüssigkeitszufuhr bei Fieber.

Yogatherapie s. allgemeiner Teil

Yoga zu üben ist hier nicht verboten, allerdings sollten Sie sich nicht anstrengen, achten Sie daher auf sanfte leichte Bewegung und ruhig fließenden Atem.

Katze-Kuh Chakravakasana + Variation	Herzposition Anahatasana	Kind Balasana

Weitere Tipps

Nahrungsmittelergänzungen:
Vitamin C, Zink

Querverweise

- Erkältung
- Ohrenschmerzen
- Halsschmerzen
- Husten, Bronchitis, Schnupfen, Sinusitis (Nasennebenhöhlenentzündung)

Hämorrhoiden

Allgemeines

Hämorrhoiden sind erweiterte Venen um den After oder auch innen im Enddarm, eigentlich eine Art von Krampfadern in diesem Bereich, manchmal ausgelöst durch Schwangerschaft, oft wird die Situation durch Verstopfung verschlechtert. Hämorrhoiden machen sich oft durch Juckreiz im Afterbereich bemerkbar.

Holen Sie bei Blutungen und Schmerzen unbedingt ärztlichen Rat ein.

Wickel, Anwendungen s. allgemeiner Teil

Angenehm beruhigend wirken Kompressen mit kühlem Wasser mit einem Zusatz von ein bis zwei Tropfen Zypressen- oder Wacholderöl auf 1/4 Liter Wasser.

Baby-Öltücher leisten hier auch Erwachsenen gute Dienste, probieren Sie es aus.

Kräuter

Anwendung von Cremen mit Pfingstrose, Rosskastanie, Ringelblume, Hamamelis (Zaubernuss) aus der Apotheke. Insbesondere die Pfingstrose kann ich Ihnen sehr empfehlen, idealerweise nach einem Sitzbad mit Eichenrinde: Rezept siehe unten, oder Sie können auch eine fertige Eichenrindentinktur aus der Apotheke verwenden.

Eichenrindenbad:
Nehmen Sie eine Handvoll getrockneter Eichenrinde und kochen Sie sie zehn Minuten in ca. einem Liter Wasser. Seihen Sie die Eichenrinde ab und gießen Sie den Absud in Ihr Sitzbad, dieses sollte nicht zu warm sein.

 Eine bewährte Teemischung bei Hämorrhoiden:

Brennessel	25 g
Ringelblume	25 g

Zubereitung: einen Teelöffel mit 1/4 Liter kochendem Wasser aufgießen, 5-8 Minuten ziehen lassen, abgießen, zwei bis drei Tassen täglich trinken

Akupunktmassage

Bitte lesen Sie die genaue Lage des Akupunkturpunktes im allgemeinen Teil unter „Akupunktmassage" nach, hier habe ich Ihnen zur leichteren Auffindung den empfohlenen Punkt im Überblick eingezeichnet:

Kopfmassage (Baihui – LG 20 – klopfen oder massieren)

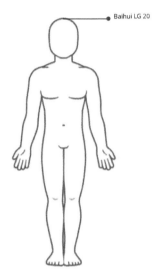

Ernährung

Sorgen Sie für regelmäßige, ballaststoffreiche Ernährung, verwenden Sie also vermehrt Obst und Gemüse und achten Sie auf ausreichende Flüssigkeitszufuhr.
Um Verstopfung zu vermeiden, lösen Sie täglich ein bis zwei Teelöffel Flohsamen in etwas Wasser auf, lassen Sie ihn am Besten ein paar Minuten quellen und nehmen Sie ihn dann ein. Sollte Ihnen die leicht schleimige Konsistenz unangenehm sein, können Sie die Flohsamen auch in etwas Joghurt oder Fruchtpüree einrühren.

TCM-Tipp

„Darmbesen":
Chiasamen, geschroteten Leinsamen und Flohsamenschalen zu gleichen Teilen mit Wasser oder pflanzlicher Milch ansetzen – jeweils einen Esslöffel, dazu die doppelte Menge Flüssigkeit geben und die Mischung dann am Morgen einnehmen.

Befeuchtende Nahrungsmittel bevorzugen, bei sehr hartem Stuhl auch Bananensmoothies genießen

 Yogatherapie s. allgemeiner Teil

Kobra Bhujangasana	Vorbeuge sitzend Paschimottanasana	Kopfstand Shirshasana

 Querverweise

- Verstopfung

Halsschmerzen

Allgemeines

Die ersten Anzeichen eines Infektes sind oft Halsschmerzen – reagieren Sie am besten gleich darauf, vielleicht können Sie den Infekt mit folgenden Vorschlägen noch abfangen:

Machen Sie sofort als Erste Hilfe ein ansteigendes Fußbad (wie's geht, steht wieder im allgemeinen Teil).
Gurgeln Sie mit Salzwasser (einen Teelöffel auf ¼ Liter lauwarmes Wasser) und befeuchten Sie die Raumluft – verwenden Sie einen Luftbefeuchter oder hängen Sie einfach nasse Tücher im Raum auf.

Wickel, Anwendungen s. allgemeiner Teil

Suchen Sie sich aus den folgenden Möglichkeiten diejenige aus, die Sie am angenehmsten empfinden:

- feucht-warme Wickel - eventuell mit Emser Salz aus der Apotheke oder einem Schuss Apfelessig
- Kartoffelwickel
- Ölwickel
- Topfenwickel: manchmal ein wahres Zaubermittel: warm oder kalt, je nachdem, was Ihnen angenehmer ist (nicht bei Milchallergie – hier ist es besser, Tofu zu verwenden, oder eine andere Art des Wickels zu wählen)
- Zwiebelwickel

Kräuter

Eine sehr bewährte Gurgelmischung bei Heiserkeit und bei Halsschmerzen:

Eichenrinde	20 g
Eibischwurzel	20 g
Käsepappel	20 g

Zubereitung: einen Teelöffel mit 1/4 Liter kochendem Wasser aufgießen, zehn Minuten ziehen lassen, abgießen, zum Gurgeln verwenden

Salbeitee ist als Gurgeltee sehr beliebt, aber ich empfehle Ihnen, Salbei nur in den ersten drei Tagen Ihrer Krankheit zu verwenden: Salbei hat

eine gute entzündungshemmende Wirkung, kann aber nach längerer Anwendung die Schleimhaut im Hals austrocknen und damit die Situation verschlechtern, daher ist es günstiger, nach zwei bis drei Tagen auf einen anderen Tee umzusteigen, zum Beispiel auf den oben beschriebenen Gurgeltee.
Zubereitung des Salbeitees: einen Teelöffel auf 1/4 Liter kochendes Wasser, ca. zehn Minuten ziehen lassen

Myrrhetinktur: Fünf Tropfen in ein Glas warmes Wasser zum Gurgeln
Sanddornöl: Zwei Tropfen auf einen Esslöffel Honig fünf bis sieben Mal täglich einspeicheln und schlucken
Salzwasser zum Gurgeln: Einen Teelöffel Salz auf 1/4 Liter lauwarmes Wasser
Propolistropfen: 3x5 Tropfen täglich in ein Glas Wasser zum Gurgeln
Thymiantee oder Eibischblättertee nach Basisrezept zubereiten und täglich zwei bis drei Tassen trinken
Echinacea-Urtinktur: Drei Mal täglich zehn Tropfen einnehmen
Lutschtabletten mit Propolis oder Zistrose können den Hals beruhigen und entzündungshemmend wirken

Akupunktmassage

Bitte lesen Sie die genaue Lage der einzelnen Akupunkturpunkte im allgemeinen Teil unter „Akupunktmassage" nach, hier sind zur leichteren Auffindung die empfohlenen Punkte im Überblick eingezeichnet:

Di 1, Di 4

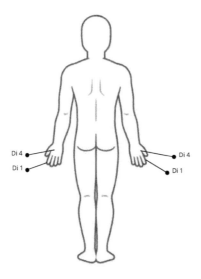

Ernährung

Viel trinken, Kuhmilchprodukte vermeiden

TCM-Tipp

Melanzani

Grüne Mungobohnen mit der 3-fachen Menge Wasser 30-45 Minuten kochen, den Absud in kleinen Schlucken trinken. Dann die Mungobohnen mit Reis und einer Handvoll Goji-Beeren noch 30 Minuten zu einem Brei kochen und essen.

Yogatherapie s. allgemeiner Teil

Hände auflegen:
falten Sie Ihre Hände, reiben Sie diese, bis sie ganz warm sind und legen Sie Ihre Hände sanft auf Ihren Hals – das ist generell am ganzen Körper eine sehr gute Technik, um Selbstheilungskräfte zu aktivieren.

Atemübung - Sitali/Sitkari

Weitere Tipps

Nahrungsmittelergänzungen:
Vitamin C
Zink-Lutschtabletten

Querverweise

- Erkältung
- Ohrenschmerzen
- Fieber
- Husten, Bronchitis

Harnwegsinfekt, Blasenentzündung

Allgemeines

Wenn Sie regelmäßig unter Blasenentzündungen leiden, kann es hilfreich sein, vorbeugend täglich 1/8 Liter Preiselbeermuttersaft über mehrere Monate zu trinken. Es sind auch Lutschtabletten, Granulate und Kapseln mit Preiselbeerextrakt in der Apotheke erhältlich.

Regelmäßig angewandte ansteigende Fußbäder können dazu beitragen, die Blase zu unterstützen, speziell in der kalten Jahreszeit, eventuell auch mit ein paar Ingwerscheiben im Fußbadewasser.

Auch wenn es nach Ammenmärchen klingt: bekanntermaßen treten Harnwegsinfekte oft nach Erkältungen mit kalten Füßen auf – also – auf warme Füße achten, wenn Sie zu Blasenentzündungen neigen!

Nicht vergessen: bei Blasenentzündung 2-3 Liter täglich trinken!

Wichtig: eine Blasenentzündung macht sich oft mit Brennen beim Wasserlassen, sehr häufigem Harndrang und Schmerzen bemerkbar. Wenn sich dies nicht innerhalb einiger Tage wesentlich bessert oder zusätzlich Fieber oder Rückenschmerzen auftreten, lassen Sie sich bitte bei Ihrem Arzt untersuchen und eine Harnanalyse machen. Eine Blasenentzündung kann unbehandelt in die Niere aufsteigen und dort größeren Schaden anrichten. Bei chronischen Blasenentzündungen empfehle ich eine Untersuchung bei einer Fachärztin für Urologie.

Es gibt aber auch Möglichkeiten, mithilfe derer Sie in dieser Situation selbst etwas für sich tun können:

Wickel, Anwendungen s. allgemeiner Teil

- Heublumendampfbad
- Heublumenpackung auf den Unterbauch im Bereich der Blase
- Kartoffelwickel auf den Unterbauch
- Leinsamenwickel auf den Unterbauch
- Warmes Kirschkernsackerl auf den Unterbauch legen, vielleicht legen Sie noch einen Waschlappen darunter, auf den Sie 1-2 Esslöffel Öl (z.B. Mandelöl) mit 2-3 Tropfen Kamillenöl träufeln – das hat angenehm entspannende Wirkung
- Ansteigende Fußbäder
- Fußmassagen mit warmem Öl

Kräuter

Bei akuter Blasenentzündung Tees mit folgenden Kräutern nach Basisrezept, davon täglich drei Tassen trinken

Bärentraubenblätter	Goldrutenkraut
Birkenblätter	Hauhechelwurzel
Brennessel	Maishaar

Zinnkrauttee: 1 TL mit 1/2 Liter Wasser ca. 5 Minuten mitkochen, abgießen, 3 Tassen täglich trinken.

Kren/Meerrettichwurzel ist in Form von Kapseln (in Verbindung mit Brunnenkresse) in der Apotheke erhältlich und weist gute Wirkung auf – aufgrund allgemeiner Wirkung auf die Schleimhäute im Körper auch bei Nasennebenhöhlenentzündungen

Preiselbeerkapseln, Cranberrysaft, Preiselbeer/Cranberry-Lutschtabletten

Es sind auch Kräutertabletten mit Hauhechelwurzel, Orthosiphonblättern und Goldrutenkraut im Handel, damit habe ich gute Erfahrungen gemacht.

 Ein bewährtes Teerezept bei Blasenentzündungen:

Bärentraubenblätter	10 g
Brennesselblätter	10 g
Birkenblätter	10 g
Goldrutenblätter	10 g
Ringelblumenblüten	10 g

Zubereitung: Einen Esslöffel Teekraut mit 1/4-1/2 Liter heißem Wasser aufgießen, ca. 5-8 Minuten zugedeckt ziehen lassen, abgießen, drei Tassen täglich trinken

---

Yogatherapie s. allgemeiner Teil

Baum	Heuschrecke	Herzposition
Vrksasana	Shalabhasana	Anahatasana

Akupunktmassage

Bitte lesen Sie die genaue Lage der einzelnen Akupunkturpunkte im allgemeinen Teil unter „Akupunktmassage" nach, hier sind zur leichteren Auffindung die empfohlenen Punkte im Überblick eingezeichnet:

MP 6, N 3, B 23

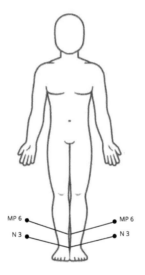
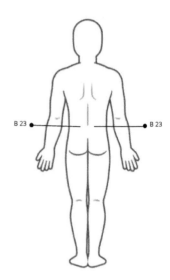

 ### Ernährung

TCM-Tipp

Vermeiden Sie kalte Nahrungsmittel, Milch, Süßes, Obstsäfte, Rohkost. Günstig sind wärmende Nahrungsmittel, Suppen, Eintöpfe.

 ### Weitere Tipps

D-Mannose: ebenfalls in der Apotheke oder auch im Reformhaus erhältlich, ein ausgezeichnetes Mittel gegen Blasenentzündungen. Davon nehmen Sie mehrmals täglich einen Teelöffel im akuten Stadium der Blasenentzündung, D-Mannose hat sichs auch vorbeugend mit einer Einnahme eines Teelöffels pro Tag bewährt.

Nahrungsmittelergänzungen:
Vitamin C
Zink

Husten

Allgemeines

Husten kann verschiedenste Ursachen haben, hier beziehe ich mich vor allem auf den Husten, der mit einer Erkältung verbunden ist. Hustenreizstopper aus der Schulmedizin sind oft keine gute Idee, weil damit das Aushusten von Schleim aus den Bronchien unterdrückt wird - zumeist kann man mit einfachen Mitteln aus der Natur schon viel erreichen.

Zum Ersten: zumindest während der Krankheit nicht rauchen!!!! Auch Passivrauchen ist belastend für die Atemwege.

Stellen Sie ein feuchtes Raumklima her, um die gereizten Atemwege zu beruhigen – hängen Sie feuchte Tücher auf, oder verwenden Sie einen Luftbefeuchter.
Eine andere Möglichkeit: erhitzen Sie ein paar Steine, zum Beispiel eine Handvoll Kiesel bei hoher Temperatur ca. zehn Minuten im Backrohr. Nach dem Herausnehmen gießen Sie etwas Wasser darüber, das erzeugt intensiven Dampf.
Die einfachste Variante – die heiße Dusche aufdrehen und die Badezimmertüre offen lassen.

Trinken Sie ausreichend, das heißt, mindestens ein bis zwei Liter täglich – Wasser und Tee – um dem Hustenreiz Paroli zu bieten.

Bei andauerndem Husten, der sich nicht wesentlich bessert, oder wenn Fieber oder Atemnot auftritt und Sie sich richtig krank fühlen, gehen Sie bitte zu Ihrem Arzt.

Wickel, Anwendungen s. allgemeiner Teil

an der Vorderseite des Brustkorbs:
- Feucht-heiße Wickel
- Heiße Rolle
- Ansteigendes Fußbad
- Kartoffelwickel
- Ölwickel (mit Sesamöl oder Olivenöl, eventuell mit zwei bis drei Tropfen Lavendelöl, besonders bei Reizhusten)
- Topfenwickel
- Zitronenwickel
- Zwiebelwickel
- Bienenwachswickel

Inhalation mit Salzwasser – NICHT mit Thymianöl (dieses ist zu scharf für die empfindlichen Atemwege), geben Sie eventuell ein bis zwei Tropfen Lavendelöl in das Salzwasser, um die oft verkrampfte (Atem-)Muskulatur zu lockern – wie Sie am besten inhalieren, finden Sie im allgemeinen Teil beschrieben.

Für die Inhalation können Sie auch Thymiantee, Kamillentee oder einen Aufguss mit Oregano verwenden, aber auch reines Salzwasser ist ausreichend.

Sehr angenehm und erleichternd kann auch das „Abklopfen" sein:

Am besten nehmen Sie die Bauchlage ein – idealerweise den Kopf etwas tiefer als das Gesäß (am besten legen Sie ein Kissen unter den Bauch). Dann lassen Sie sich den Rücken von unten nach oben – also vom Gesäß bis zum Nacken – abklopfen. Dadurch löst sich oft eine Menge Schleim, das ist vor allem nach Inhalation oder nach Brustwickeln hilfreich. Auch Kindern kann das Abklopfen sehr gut tun.

Kräuter

Vor allem zu Beginn eines Infekts bei Frösteln empfehlen wir den schon mehrfach erwähnten Ingwertee:

Fünf Ingwerscheiben in einem halben Liter Wasser ein paar Minuten köcheln, den Saft einer Zitrone dazugeben, nach Bedarf süßen (Honig nur verwenden, wenn das Getränk schon etwas abgekühlt ist), eventuell ein wenig Cayennepfeffer hinzufügen, abends vor dem Schlafengehen schluckweise trinken.

bei trockenem Husten:

Tees nach Basisrezept:
- Eibischwurzel
- Huflattich
- Isländisch Moos
- Königskerze
- Schlüsselblume
- Spitzwegerich
- Thymian
- Ysop

Sie können diese Kräuter je nach Vorliebe zusammenmischen oder auch die einzelnen Kräuter verwenden, hier ein Vorschlag für eine bewährte Kräuterkombination:

Teemischung bei trockenem Husten:

Eibischblätter	30 g
Spitzwegerichblätter	20 g
Königskerzenblüten	10 g
Malvenblüten	20 g

Zubereitung: einen TL Tee auf 1/4 Liter kochendes Wasser, 10 Minuten ziehen lassen, drei Tassen täglich trinken.

bei Husten mit Auswurf:

ein Rezept zum Selbermachen:
Rettichsaft: Verwenden Sie eine schwarzen Rettich, wie er vor allem im Winter in jedem Lebensmittelladen erhältlich ist, schneiden Sie oben den „Deckel" ab und höhlen Sie den Rettich aus. Unten stechen Sie ein kleines Loch und füllen den Rettich mit Kandiszucker. Lassen Sie ihn ein paar Tage stehen – am besten auf einem leeren Glas – dann fließt unten selbst gemachter Hustensaft heraus. Dieser Hustensaft ist geschmacklich angenehm und oft sehr wirkungsvoll, er soll nach Ansicht der Volksmedizin sogar die Vermehrung der Krankheitskeime verhindern.

Tannen/Fichtenwipfelsirup ist in der Apotheke erhältlich, Sie können ihn auch selbst herstellen, aber auch als Tee sind die frischen Fichtenwipfel – nach Basisrezept aufgebrüht – eine gute Möglichkeit, vom Waldspaziergang Hilfreiches mit nachhause zu bringen.

Kren/Meerrettich-Honig-Hustensaft ist relativ rasch und unkompliziert herzustellen: Kren/Meerrettich fein reißen und mit Honig vermengen, ein paar Stunden verschlossen stehen lassen, mehrmals täglich einen Teelöffel davon einnehmen. Dabei handelt es sich um einen relativ scharfen Hustensaft, der das Abhusten erleichtert.

Kräutermischungen mit Thymian, Efeu, Spitzwegerich, vor allem Eibisch, gibt es als fertigen Hustensaft aus der Apotheke.

Umckaloabo Urtinktur – 3x10-15 Tropfen. Umckaloabo ist eine afrikanische Pflanze – die Kapland-Pelargonie, mit sehr guter Wirkung bei Erkältungshusten

bei krampfartigem Husten:

Inhalation mit Käsepappeltee (Malvenblätter)
warmes Johanniskrautöl mit einigen Tropfen Lavendelöl auf Brust und Rücken einreiben

DIE KRANKHEITSBILDER IM EINZELNEN

   Auch hier eine bewährte Teemischung:

Süßholzwurzel	15 g
Thymian	15 g
Fenchel	10 g
Spitzwegerichblätter	10 g

Zubereitung: einen TL Tee auf 1/4 Liter kochendes Wasser, 10 Minuten ziehen lassen, drei Tassen täglich trinken.

Yogatherapie s. allgemeiner Teil

Schulterbrücke
Setu Bandha Sarvangasana

Kriegerin
Virabhadrasana

Kobra
Bhujangasana

Akupunktmassage

Rückenmassage ist günstig, um die Lungenreflexpunkte in Höhe der Schulterblätter zu aktivieren.

Bitte lesen Sie die genaue Lage der einzelnen Akupunkturpunkte im allgemeinen Teil unter „Akupunktmassage" nach, hier sind zur leichteren Auffindung die empfohlenen Punkte im Überblick eingezeichnet:

Di 4, B 13, M 36, MP 6

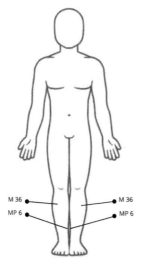 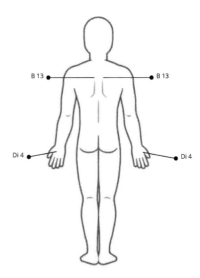

Ernährung

Vermeiden Sie Kuhmilchprodukte, erfahrungsgemäß kann sich die Schleimproduktion dadurch verstärken und den Heilungsprozess in die Länge ziehen.

> Rezept für Hühnersuppe „Lungen-Spezial":
>
> Ein ganzes Bio-Huhn ca. eine halbe Stunde lang kochen und dann abgießen und erneut mit etwa drei Liter kaltem Wasser ansetzen, Ingwer, Karotten, Sellerie (Knolle oder Stange), Morcheln und Shiitake-Pilze dazugeben, mit viel Zwiebel und Wacholderbeeren kochen – drei bis fünf Stunden! Dann abgießen, abkühlen lassen, das Fett entfernen – am besten vorher gut kühlen, dann geht das ganz einfach .
> Erwärmen und schluckweise mit oder Einlage tagsüber immer wieder trinken.

TCM-Tipp

Auch hier ist eine Unterscheidung je nach Art des Hustens notwendig:

Bei trockenem (chronischem) Husten:

- Birnensaft-Marillen-Kompott mit Gojibeeren, generell Kompotte, diese können Sie auch mit Ingwer und Kardamom zubereiten – übrigens auch bei den Rezepten der Heiligen Hildegard kommt man an Birnen gegen Husten nicht vorbei
- Banane mit Honig und Mandelmus
- Pilze, Champignons, Eier, Melanzani

Bei verschleimtem Husten:

Hier sind trocknende und Feuchtigkeit ausleitende Nahrungsmittel eine gute Alternative.
Befeuchtende Nahrungsmittel sollten für einige Tage vermieden werden, vor allem
:
- Milchprodukte, sowie auch die pflanzlichen Milchvarianten wie Sojamilch oder Reismilch
- Zucker, Rohkost, vor allem Zitrusfrüchte, Bananen, Mango, Tomaten, Gurken
- Brotmahlzeiten, insbesondere mit Wurst und Käse, generell fettiges und üppiges Essen

Weitere Tipps

„Hirschzungen"elixier:
Dabei handelt es sich um ein mit Gewürzen zubereitetes Elixier aus Hirschzungenfarn aus dem Erfahrungsschatz der heiligen Hildegard, das vor allem bei hartnäckigem Husten gute Dienste leisten kann.
Sie bekommen es in Reformhäusern und Drogerien, teilweise auch in Apotheken, die sich mit der Hildegardmedizin beschäftigen.

Auch in der Hildegardmedizin wird eine Pelargonienart verwendet, in der sogenannten „Pelargonimischung", bestehend aus Pelargonie, Bertram und Muskat.
Als Spray eingesetzt verbreitet sie angenehmen Duft, der hilft, die Atemwege zu befreien.

Nahrungsmittelergänzungen:
Vitamin C
Zink

 Querverweise

- Erkältung
- Halsschmerzen
- Fieber

Insektenstiche

Allgemeines

Hier finde ich es besonders wichtig, bei der Prophylaxe zu beginnen – wenn Sie zu den Menschen gehören, die sehr stark auf Insektenstiche reagieren, können Sie versuchen, sich mit folgenden Tipps und Tricks vor Insektenstichen zu schützen:

Insektenabweisende Öle (sog. Repellents) in einer Duftlampe verwenden: hochwertige ätherische Öle bekommen Sie in der Apotheke und in Bioläden oder Reformhäusern, sie können auch 5 Tropfen des ätherischen Öls in ca. 30 ml Mandelöl geben und das Öl auf der Haut verteilen.

- Bergamotteöl (nicht auf den Körper auftragen und in der Sonne verwenden, da es Hautreaktionen verursachen kann)
- Citronellöl (verdünnen, auch dieses kann Hautreizungen verursachen!): dieses Öl findet auch in Form insektenabweisender Kerzen oder Gartenfackeln Verwendung
- Lavendelöl (es ist auch hilfreich, einfach getrocknete Lavendelpflanzen auf die Fensterbank zu legen)
- Melissenöl (auch frische Melissenblätter mögen Insekten nicht)
- Gewürznelkenöl
- Anisöl
- Muskatöl
- Orangenblütenöl
- Zedernöl
- Zimtöl

Geranien und Tomatenpflanzen vor dem Fenster können dazu beitragen, dass weniger Insekten durchs Fenster kommen, Insekten scheint der Geruch zu stören.

Vorsicht mit Pfefferminzöl (eher die Pflanze als solche hinlegen), Thymianöl, Kiefernöl oder Kampfer: diese Öle sind scharf und können bei intensiver Anwendung die Atemwege reizen – ich empfehle Ihnen auch, sie dann nicht anzuwenden, wenn Sie sich in klassisch-homöopathischer Behandlung befinden, oder zumindest Ihre Homöopathin danach zu fragen.

Achtung: Bei bekannter Wespen- oder Bienenstichallergie sofort ärztliche Hilfe aufsuchen und das vom Arzt verordnete Notfallkit verwenden!

Wickel, Anwendungen s. allgemeiner Teil

Suchen Sie sich aus, was in der Situation am besten und angenehmsten für Sie anwendbar ist und was Sie am schnellsten und einfachsten zur Hand haben

- Aloe vera-Gel hochprozentig, also zwischen 90 und 100% aus der Apotheke. Es ist aber auch eine gute Möglichkeit, von einer Aloe-Pflanze ein Blatt an- beziehungsweise abzuschneiden und das darin enthaltene Gel direkt auf den Stich aufzutragen. Am angenehmsten finde ich es, das Blatt im Kühlschrank aufzubewahren, das kühlt und lindert den Juckreiz und das Brennen.
- Arnikagel aus der Apotheke, 20-30%ig, auch dieses fühlt sich besonders angenehm, an, wenn Sie es im Kühlschrank aufbewahren
- Eiswürfel – kurz unters Wasser halten und dann auf den Insektenstich legen, das beruhigt die schmerzende und juckende Stelle kurzfristig auch ganz gut. Und Eiswürfel bekommen Sie, auch wenn Sie unterwegs sind, eigentlich in jedem Kaffeehaus
- rohe Kartoffel- oder Zwiebelscheibe auflegen: schneiden Sie eine Kartoffel oder Zwiebel quer durch und legen Sie sie direkt auf den Insektenstich – ebenfalls eine unkomplizierte Möglichkeit, die Sie fast überall durchführen können
- frische Melissenblätter mit einem Löffel ein wenig zerdrücken und auflegen
- frische Spitzwegerichblätter pflücken, ebenfalls zerdrücken und auflegen – wiederum eine unkomplizierte und rasche Wald- und Wiesen-Möglichkeit
- etwas Minzöl auf den Insektenstich auftragen
- Ballonrebe („oder Cardiospermum") ist in der Apotheke als Salbe erhältlich und bei Juckreiz sehr hilfreich
- Ringelblumensalbe: diese empfehle ich Ihnen vor allem zum Abheilen, wenn die beschriebenen Erste Hilfe-Maßnahmen schon angewendet wurden
- Heilerde, Topfen/Quark und Kraut kann ebenfalls in Form von Wickeln verwendet werden (s. allgemeiner Teil)

 Kräuter

Bereiten Sie einen Tee aus Kamille, Holunder oder Lavendel nach Basisrezept zu, Tuch eintauchen, auswinden und als Kompresse auflegen.

Kräuterkompressen mit Holunderblütentee oder Lavendelblütentee: tauchen Sie ein (Taschen-)Tuch in den Tee und legen Sie es auf die gestochene Stelle auf, um den Juckreiz zu lindern

Insektenstiche

Ernährung

Histaminhaltige Nahrungsmittel vermeiden – wie Schokolade, Tomaten, Salami, Meeresfrüchte (insbesondere Garnelen), geräucherte und gepökelte Nahrungsmittel und Zucker reduzieren, sowie Weißwein, Rotwein und Sekt

Akupunktmassage

Bitte lesen Sie die genaue Lage der einzelnen Akupunkturpunkte im allgemeinen Teil unter „Akupunktmassage" nach, hier sind zur leichteren Auffindung die empfohlenen Punkte im Überblick eingezeichnet:

Di 10, Di 4, Le 3

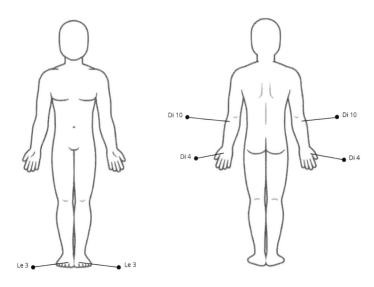

Ohrspitze massieren, Ohrmassage für das ganze Ohr, insbesondere die Ohrläppchen

Weitere Tipps

In diesem Falle empfehle ich Ihnen zwei sehr bewährte Mittel aus der Homöopathie, die erfahrungsgemäß sehr hilfreich sein können:
Apis C 12 Kügelchen, 2x5 täglich über eine Woche, wenn es sich um flächige Schwellungen wie zum Beispiel nach einem Bienen- oder Wespenstich handelt, oder Ledum C 12 Kügelchen, 2x5 täglich, wenn Ihnen viele kleine Mückenstiche das Leben schwer machen

Nahrungsmittelergänzungen:
Bei Reisen in Gegenden mit sehr hoher Insektenpopulation – sei es Skandinavien oder Afrika – können Sie vorbeugend eventuell ein Vitamin B-Präparat einnehmen. Die Vitamin B-Ausdünstung durch die Haut verursacht eine spezielle Duftnote, die viele Insekten abweist.

Kopfschmerzen

Allgemeines

Kopfschmerzen können unzählige unterschiedliche Auslöser haben – hier sind sie Ihr eigener Spezialist – setzen Sie Ihre eigenen detektivischen Fähigkeiten ein und versuchen Sie, die Ursachen für Ihre Kopfschmerzen zu erforschen:
Stehen Sie sehr unter Stress, Druck, Anspannung, leiden Sie unter Erschöpfung? - Ist Ihre Sitzposition am Schreibtisch ungünstig - haben Sie zu wenig Bewegung? Zu wenig frische Luft ? – Trinken Sie zu wenig? Haben Sie Probleme mit der Verdauung oder leiden Sie an Verstopfung? Vertragen Sie bestimmte Nahrungsmittel schlecht, wie zum Beispiel Käse, Wein, Nüsse, Schokolade, Kaffee, Tee...? Ist es das Nikotin? Oder machen Sie die Menstruation, die Mondphasen oder den Wetterwechsel verantwortlich? Haben Sie Verspannungen in der Halswirbelsäule? Bei hartnäckigen, immer wiederkehrenden Kopfschmerzen ist es sinnvoll, ein sogenanntes Kopfschmerztagebuch zu führen – Vorlagen dazu finden Sie im Internet zum Download oder auch als App für Ihr Handy.

Alle diese Faktoren können Kopfschmerzen auslösen, aber natürlich gibt es noch viele andere Hintergründe dafür. Sie sehen, Kopfschmerzen sind ein sehr komplexes Thema und lassen sich nicht so einfach über einen Kamm scheren. Hier möchte ich Ihnen einige Möglichkeiten aufzeigen, selbst etwas zu tun, um die Kopfschmerzen zu lindern.

Als Erste Hilfe hat sich bewährt
Spazierengehen an der frischen Luft, viel Wasser trinken, entspannen, wenn möglich Schlaf, Ruhe und nochmal Ruhe – und außerdem:

Wenn alle ihre Nachforschungen ergebnislos bleiben und sich die Kopfschmerzen durch die unten beschriebenen Maßnahmen nicht bessern, lassen Sie sich auf jeden Fall von Ihrem Arzt untersuchen.
Vielleicht haben Sie ja einen ausgeprägten Eisenmangel oder hormonelle Störungen, die dafür verantwortlich gemacht und durch schulmedizinische Intervention behandelt werden können? Vielleicht ist Ihr Blutdruck zu hoch? Oder Sie sind fehlsichtig und brauchen eigentlich eine Brille?
– Wie gesagt, Ursachen für Kopfschmerzen gibt es viele und Symptombekämpfung allein ist nicht die Lösung, vor allem dann, wenn es sich um wiederkehrende Kopfschmerzen handelt.
Bei akuten Kopfschmerzen mit steifem Nacken oder Erbrechen zögern Sie nicht lange, sondern gehen Sie gleich zum Arzt.

Wickel, Anwendungen s. allgemeiner Teil

- ansteigendes Fußbad oder Armbad
- heiße Pulswickel um Hand- und Fußgelenke
- kalte Kompressen: Legen Sie einen Eisbeutel oder ein feuchtes kaltes Tuch auf die Stirn und/oder den Nacken, Sie können auch ein paar Tropfen ätherischer Öle dazugeben:
    Lavendel, Melisse: wärmend, entspannend
    Minze: kühlend, besonders bei Erkältungen
    Rosmarin: bei Erschöpfung, niedrigem Blutdruck
  Anstelle des Eisbeutels können Sie als etwas sanftere Variante einen Beutel mit Tiefkühlerbsen verwenden, diesen Beutel können Sie sozusagen als Reserve immer im Tiefkühlschrank bereit halten
- Kneipp-Anwendungen: Arm- oder Unterschenkelbäder möchte ich Ihnen besonders ans Herz legen – ein Waschbecken gibt's fast überall, halten Sie einfach kurz die Unterarme unter das kalte Wasser
- Kneipp'sche Socken
- warme Leinsamenwickel auf der Stirn
- „Storchengang"
- warme Bauchauflagen, Wärmeflasche, Kirschkernkissen
- Wechselfußbäder
- Ölbäder mit Zusatz von
  Lavendelöl (beruhigend, entspannend, wärmend)
  Rosmarinöl (anregend)
  Melissenöl (entspannend)
- auch „Kopfwehkissen" können entspannend wirken, allein schon der Duft ist angenehm: verwenden Sie einen kleinen Kissenbezug - ca. 15x15 cm groß und füllen Sie diesen mit einer Pflanzenmischung, zum Beispiel mit Minze, Melisse, Lavendel, Kamille oder Rosenblüten. Wenn Sie Wärme als angenehm empfinden, können Sie zusätzlich noch eine Wärmeflasche unter (oder auf) das Kissen legen

 Kräuter

Tees nach Basisrezept
    Kamille: bei Kopfschmerz nach Überessen, bei Verdauungsproblemen
    Lindenblüten: nervenberuhigend bei Spannungskopfschmerz
    Pfefferminze: Verdauungskopfschmerz, Schnupfenkopfschmerz, heißer Kopf
    Rosmarin: Erschöpfungskopfschmerz
    Pfefferminze mit Rosmarin zu gleichen Teilen gemischt bei Katerkopfschmerz
    Johanniskraut: bei Erschöpfungskopfschmerz, seelischer Verstimmung

Melisse: Kopfschmerzen bei Ärger und Nervosität, Anspannung, Menstruation

Ingwertee s.allgem. Teil bei Übelkeit und/oder Schwindel

Weidenrinde: ein bewährtes Hausmittel, das im Grunde ein natürlich vorkommendes Aspirin darstellt – sollten Sie Aspirin nicht vertragen, verwenden Sie bitte keine Weidenrinde, sondern ersetzen Sie diese eventuell durch Rosmarin. Sollten Sie aber unter erhöhtem Blutdruck leiden – lassen Sie auch im folgenden Rezept die Weidenrinde einfach weg.

Ein bewährtes Teerezept bei vielen Arten von Kopfschmerzen:

Johanniskraut	20 g
Kamillenblüten	20 g
Pfefferminze	20 g
Weidenrinde	20 g
(bitte obigen Hinweis beachten)	
Lavendelblüten	20,0

Zubereitung: 1 TL Tee auf 1/4 Liter kochendes Wasser, 10 Minuten ziehen lassen, 3 Tassen täglich trinken. Wenn Ihnen der intensive Geschmack der Weidenrinde sehr unangenehm ist, verwenden Sie entsprechend weniger Kraut und lassen Sie den Tee kürzer ziehen

Kräutertinkturen

Passionsblume: bei Sorgen und Anspannung
Johanniskraut: bei nervöser Unruhe, depressiver Verstimmung
Baldrian: bei Überreizung, Nervosität, Unruhe

Bei Migräne ist als Prophylaxe die Verwendung von Pestwurz einen Versuch wert, diese wird in Form von Kapseln als Fertigpräparat über die Apotheke vertrieben und kann die Häufigkeit von Migräneanfällen reduzieren.

In der Hildegardmedizin wird auch Pelargonienpulver angeraten, vor allem kann ich Ihnen dieses bei Kopfschmerzen im Rahmen eines Infektes ans Herz legen.

Ernährung

Trinken Sie ausreichend Wasser!
Abwechslungsreiche, möglichst vollwertige Kost
Zucker, Kaffee, schwarzen Tee, Alkohol und Energydrinks vermeiden
keine Eier (vor allem nicht hart gekocht), wenig Milchprodukte

Ausnahme betreffend Kaffee: bei Migräne ist es einen Versuch wert, einen Espresso mit Zitrone zur Schmerzlinderung zu versuchen

TCM-Tipp

Kühlende und entspannende Nahrungsmittel (s. Tabelle allgemeiner Ernährungsteil)
Löwenzahn, Rucola ohne Essig, nur mit Öl und Zitrone
Rosenblütentee
Congee

Akupunktmassage

Bitte lesen Sie die genaue Lage der einzelnen Akupunkturpunkte im allgemeinen Teil unter „Akupunktmassage" nach, hier sind zur leichteren Auffindung die empfohlenen Punkte im Überblick eingezeichnet:

Taiyang, Yintang, G 20 (besonders nach Wind und Kälte), 3E5, MP 6 (besonders bei Menstruationskopfschmerz), Le 3 (besonders bei/nach Ärger), P 6 (bei Übelkeit), M 36, Di 4!!! – bei jedem Kopfschmerz, B 60

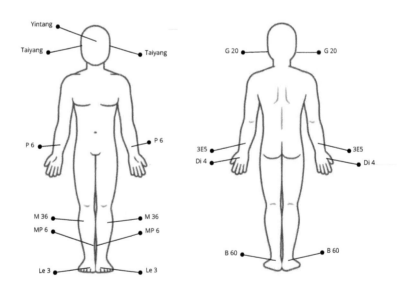

- Palmieren s. allgemeiner Teil
- Fußsohle mit warmem Sesamöl (eventuell mit ein paar Tropfen Lavendelöl) massieren
- bei Problemen im Bereich der Wirbelsäule kann Ihnen vielleicht eine osteopathische Behandlung oder eine Physiotherapie helfen

Yogatherapie s. allgemeiner Teil

besonders bei Nackenverspannung hilfreich

Taube
Eka Pada Rajakapotasana

Drehsitz
Ardha Matsyendrasana

Kind
Balasana

Weitere Tipps

Alexandertechnik
Gymnastikübungen für die Halswirbelsäule (s. Rückenschmerzen)
Qi Gong

Bewegung, vor allem an frischer Luft, viel Wasser trinken!
Versuchen Sie Zitronen- oder Pomeranzenöl in der Duftlampe
Nicht rauchen!
Schlafen Sie in einem wirklich dunklen Raum, das ist erholsamer, als wenn Licht in den Raum dringt. Schalten Sie Fernseher und Computer aus, am besten auch das WLAN und legen Sie Tablet und Handy weg
Ruhe, Entspannung, Stressreduktion, s.Kapitel Nervosität, Unruhe, Spannungszustände, Stress
Autogenes Training
Vielleicht tut Ihnen Musik gut: z.B. Mozart (seine Musik hat nachweislich schmerzlindernde Wirkung) oder was Ihnen sonst noch gut gefällt und Sie entspannt

Nahrungsmittelergänzungen:
Vitamin B
Zink
Magnesium wird auch vorbeugend als Mittel gegen Migräne eingesetzt

Querverweise

- Schnupfen
- Rückenschmerzen
- Nervosität, Anspannung, Unruhe
- Verstopfung

Krampfadern

Allgemeines

Wohl die wichtigste Maßnahme bei Krampfadern im Bereich der Unter- und Oberschenkel ist Bewegung und nochmals Bewegung – längeres Sitzen oder Stehen ist besonders ungünstig und kann Stau in den Venen und damit Beinschwellungen fördern.
Daher „LL statt SS" – „liegen und laufen" statt „sitzen und stehen", und wenn Sie schon sitzen, dann können Sie vielleicht zwischendurch die Beine hochlegen.
Es ist ungünstig, die Beine beim Sitzen übereinanderzuschlagen, da es vermehrt zu Venenstau kommen kann.
Stehen Sie auch bei sitzender Arbeit immer wieder auf und gehen Sie ein paar Schritte – zur Kaffeemaschine, zum Kopierer, zu Kollegen, an die frische Luft,...
Machen Sie Bewegung, um Ihre Gefäße in Schwung und elastisch zu halten – tun Sie, was auch immer Ihnen Spaß macht – Gehen, Schwimmen, Laufen, Radfahren, Wandern, Gymnastik,...

Extreme Hitze, wie zum Beispiel in der prallen Sonne oder Sauna, ist nicht empfehlenswert, auch hier kann es zu vermehrtem Stau in den Blutgefäßen kommen. Hier kann es helfen, sich im Schatten aufzuhalten oder zumindest die Beine hochzulagern, um Schwellungen entgegenzuwirken.

Vor allem, wenn Sie übergewichtig sind, ist es bei langem Sitzen, z.B. in Flugzeug oder Bus, sinnvoll, Kompressionsstrümpfe zu verwenden.
Auf Langstreckenflügen oder bei langen Busfahrten ist zusätzlich zu konsequenter Fußgymnastik und einer ausreichenden Trinkmenge unter Umständen nach Besprechung mit Ihrem Arzt auch eine Verwendung gerinnungshemmender Substanzen zu überlegen. Zu lange dauernde Unbeweglichkeit kann zu Stau und in der Folge zu Blutgerinnsel in den Venen führen, diese wiederum sind nicht nur schmerzhaft und unangenehm, sondern können auch gefährlich werden, wenn sich das Blutgerinnsel löst und zum Beispiel in den Lungenkreislauf kommt.

Lassen Sie eine Untersuchung der Venen – zum Beispiel mit Ultraschall – machen, um das Risiko eines Blutgerinnsels besser einschätzen zu können

Wickel, Anwendungen s. allgemeiner Teil

- Aloe vera-Gel hat kühlende Wirkung, besonders im Sommer kann das sehr angenehm und lindernd sein – besonders, wenn Sie das Gel im Kühlschrank aufbewahren

- Beinwellsalbe
- Bürstenmassagen – damit bringen Sie Ihren Kreislauf und vor allem die Durchblutung der Beine in Schwung
- Heilerdewickel sind vor allem dann hilfreich, wenn Entzündungen der Venen im Vordergrund stehen
- Krautwickel haben abschwellende und entstauende Wirkung
- Kneipp-Anwendungen, wie Wechselduschen, Knie- oder Schenkelgüsse
- Rosskastaniengel
- Topfenwickel sind besonders bei entzündeten Venen hilfreich
- Kühlende Wadenwickel
- Storchengang, wie im allgemeinen Teil unter Kneippanwendungen beschrieben

Kräuter

Kräutertinktur:
äußere Anwendung von Ringelblumen- oder Hamamelistinktur 1:1 mit Wasser verdünnt
Rosskastanienextrakt zum Einreiben der Beine oder zur Einnahme: 2x täglich 10 Tropfen

Tees: nach Basisrezept
       Lindenblüten
       Ringelblume
       Buchweizenkraut
       Rotes Weinlaub

 Eine bewährte Teemischung bei Krampfadern:

Schafgarbe	20 g
Brennessel	20 g
Ringelblume	20 g
Pfingstrosenwurzel	20 g

Zubereitung: Einen Esslöffel dieser Mischung mit 1/4 Liter kochendem Wasser übergießen, fünf Minuten ziehen lassen, abgießen. 2-3x täglich eine Tasse trinken

Ernährung

Günstig ist es, den Genuss von Alkohol einzuschränken, dieser erweitert die Blutgefäße und wirkt sich demnach auch auf Krampfadern ungünstig aus.

TCM-Tipp

Reis, Hirse, generell vollwertige Getreide, um die Körpermitte zu stärken

Akupunktmassage

Bitte lesen Sie die genaue Lage der einzelnen Akupunkturpunkte im allgemeinen Teil unter „Akupunktmassage" nach, hier sind zur leichteren Auffindung die empfohlenen Punkte im Überblick eingezeichnet:

MP 6, Le 3

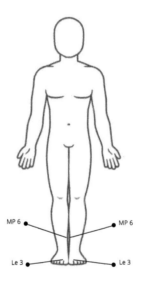

Yogatherapie s. allgemeiner Teil

Liegende Winkelhaltung
Supta Konasana

Herzposition
Anahatasana

Kriegerin
Virabhadrasana

Weitere Tipps

Angenehm und hilfreich ist eine vorsichtige Massage der Beine mit Ölen (zum Beispiel Mandel-, Weizenkeim-, Sesam-Öl) unter Zusatz einiger Tropfen ätherischer Öle wie
> Zypressenöl
> Kamillenöl
> Wacholderöl

Nahrungsmittelergänzungen:
Vitamin E
Omega 3-Fettsäuren
Vitamin C

Kreislaufprobleme

Allgemeines

Ob niedriger oder erhöhter Blutdruck, Sie können selbst viel dazu beitragen, Ihr Herz-Kreislauf-System zu verbessern.
Neben der Ernährung ist auch tägliche Bewegung wichtig. Damit ist ein Ausdauertraining gemeint, welches mit schnellem Gehen über 30 min beginnen kann, das natürlich in den Alltag eingebaut werden kann. Versuchen Sie es mit Radfahren oder gehen Sie ein Stück zu Fuß in die Arbeit.

Insbesondere bei erhöhtem Blutdruck ist ärztliche Behandlung und Kontrolle auf jeden Fall notwendig. Hoher Blutdruck kann zu schweren Schäden an Gefäßen und Organen führen, ihn zu ignorieren ist keine gute Lösung.
Blutdruckveränderungen können Begleiterscheinungen verschiedenster Grundkrankheiten sein, seien es Probleme mit der Schilddrüse, mit den Blutgefäßen, dem Herzen – eine diesbezügliche Abklärung ist auf jeden Fall zu empfehlen.

Wickel, Anwendungen s. allgemeiner Teil

bei niedrigem Blutdruck:

Wechselbäder an Unterarmen und Unterschenkeln – s. Kneippanwendungen im allgemeinen Teil – zur Anregung des Kreislaufs bei niedrigem Blutdruck

Storchengang

lassen Sie kaltes Wasser über Ihre Handgelenke laufen, auch das kann – gerade bei blutdruckbedingtem Schwindel – den Blutdruck rasch ansteigen lassen

bei erhöhtem Blutdruck:

ansteigende Fußbäder am Abend vor dem Schlafengehen

Kräuter

bei niedrigem Blutdruck:

Rosmarintee aus frischem oder getrocknetem Kraut nach Basisrezept: Rosmarin belebt nicht nur den Kreislauf – ideal auch als Frühstücksgetränk statt Kaffee – sondern kann sich auch auf Stimmung und Gedächtnis positiv auswirken.

Süßholz als Ergänzung von Teemischungen

bei hohem Blutdruck:

Olivenblattextrakt: dieser ist in Form von Tropfen von verschiedenen Herstellern in der Apotheke erhältlich und bildet eine sehr gute Ergänzung zur Behandlung des hohen Blutdrucks

Weißdorn als Tee nach Basisrezept und als Extrakt: bei schwächer werdendem Altersherz und Kreislaufstörungen

Mistel: Verwendung als Tee nach Basisrezept oder als Tinktur

Teemischung bei hohem Blutdruck:

Weißdornblüten	30 g
Mistelkraut	30 g
Baldrianwurzel	10 g

Zubereitung: zwei Teelöffel auf 1/4 Liter kochendes Wasser, zehn Minuten ziehen lassen, abgießen, 1/4 Liter täglich trinken

Apfelessig-Mistel-Trunk: eine bewährte Mischung, die eine Behandlung bei hohem Blutdruck gut unterstützen kann.
Zubereitung: zwei Teelöffel Mistelblätter, drei Teelöffel Apfelessig und einen Teelöffel Honig am Abend ansetzen und morgens vor dem Frühstück durchseihen und trinken.

Teemischung zur Stärkung bei Altersherz:

Weißdornblätter und –blüten	20 g
Himbeerblätter	20 g
Rosmarin	15 g
Hagebuttenfrüchte	15 g
Herzgespann	15 g
Bitterorangenschalen	10 g
Ringelblumenblüten	5 g

Zubereitung: einen Teelöffel auf 1/4 Liter kochendes Wasser, fünf Minuten ziehen lassen, abgießen, 1/2 Liter täglich trinken

DIE KRANKHEITSBILDER IM EINZELNEN

 Akupunktmassage

Bitte lesen Sie die genaue Lage der einzelnen Akupunkturpunkte im allgemeinen Teil unter „Akupunktmassage" nach, hier sind zur leichteren Auffindung die empfohlenen Punkte im Überblick eingezeichnet:

bei niedrigem Blutdruck:
Di 4, P 6, M 36, MP 6

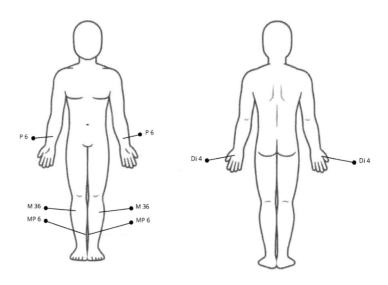

bei erhöhtem Blutdruck:
G 20, M 36, N 3, Le 3
massieren Sie beidseits die Ohrspitze bei Blutdruckkrisen

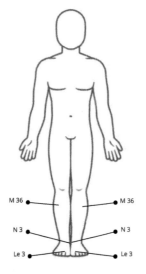 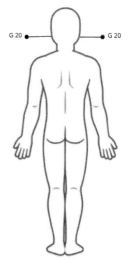

Ernährung

Besonders bei niedrigem Blutdruck ist eine ausreichende Trinkmenge wichtig

Regelmäßige Mahlzeiten, speziell bei niedrigem Blutdruck

Salzreduktion – kein Nachsalzen von frisch gekochten Speisen und Vermeidung von Fertigprodukten bei Bluthochdruck

Gewichtsreduktion bei Übergewicht – bei Bluthochdruck können Sie damit viel erreichen.

rotes Fleisch meiden

TCM-Tipp

bei hohem Blutdruck:

Gemüse: Stangensellerie, alle Kürbisarten, Kombu-Algen, Spinat, Mangold, Gurken, Tomaten, Blattsalate, Chinakohl, Champignons

Obst: Äpfel, Birnen, Heidelbeeren, Wassermelonen, Kaki

Getreide: gekeimter Weizen, Vollwertreis, Gerste, Hirse, Mais

Hülsenfrüchte: Mungobohnen, Azukibohnen, schwarze Sojabohnen als Sprossen, Tofu, Sojamilch, Erbsen

Fisch: Tintenfisch

Rezept für Stangenselleriesaft: 250g Stangensellerie in kleine Stücke schneiden, eventuell kurz kochen und dann den Saft auspressen, zweimal täglich eine Tasse davon einnehmen.

Yogatherapie s. allgemeiner Teil

Liegende Winkelhaltung
Supta Konasana

Schulterbrücke
Setu Bandha Sarvangasana

Baum
Vrksasana

Wechselatmung - Nadi Shodana

Weitere Tipps

Auch hier kommen wir also zum Schluss: ganz wesentlich ist tägliche körperliche Bewegung, z.B. Gehen, Radfahren, Schwimmen, was immer Sie in Ihren Alltag einbauen können, aber vor allem, was Ihnen Spaß macht. Sportliche Betätigung – kein Leistungssport – ist bei hohem und niedrigem Blutdruck zu empfehlen

Gerade bei erhöhtem Blutdruck kommen wir wieder auf das Thema Stress – Entspannung ist das Ziel: was liegt Ihnen am Nächsten? Autogenes Training (s. allgemeiner Teil), Qi Gong, Meditation...

Nahrungsmittelergänzungen:
Omega -3- Fettsäuren
Magnesium

Magenprobleme

Allgemeines

beim Auftreten von Magenproblemen – zum Beispiel Magenschmerzen, Übelkeit, Sodbrennen, Appetitlosigkeit, sind folgende Maßnahmen einen Versuch wert, seien Sie aber zusätzlich der Ursache auf der Spur: Stress, Anspannung, Hektik sind oft wichtige Faktoren, es kann aber zum Beispiel auch eine Nahrungsmittelunverträglichkeit oder -allergie dahinter stecken. Vielleicht reagiert Ihr Magen aber auch auf ein Medikament, das Sie einnehmen, zum Beispiel auf ein Schmerzmittel oder liegt es ganz einfach an Ihrem geliebten Kaffee? – Dann läge die Lösung ja auf der Hand...

Die wichtigste Erste Hilfe bei Magenbeschwerden bedeutet auf jeden Fall zuerst (wieder) einmal - Entspannung.
Entspannungstechniken sind nicht nur bei Magenbeschwerden – wie bereits erwähnt – DIE Erste Hilfe schlechthin, sondern eine wesentliche Unterstützung bei vielen psychosomatischen und stressbedingten Erkrankungen.

Lassen Sie sich bitte von Ihrer Ärztin untersuchen, wenn Sie mit folgenden einfachen Maßnahmen keine wesentliche Besserung erreichen.

Wickel, Anwendungen s. allgemeiner Teil

auf den Oberbauch:
- feucht-warmer Wickel
- Heublumenpackung
- Kartoffelwickel
- Leinsamenwickel

Eine sogenannte „Rollkur" kann mit Käsepappel- oder Kamillentee durchgeführt werden: trinken Sie ca. 1/4 Liter davon und legen Sie sich dann fünf Minuten lang auf Ihre linke Körperseite – drehen Sie sich anschließend fünf Minuten auf die rechte Seite, dann fünf Minuten auf den Rücken und schließlich fünf Minuten auf den Bauch.

Kräuter

Tees nach Basisrezept:
    Enzian
    Wermut
    Tausendguldenkraut: Enzian, Wermut und Tausendguldenkraut
    bitte niedrig dosieren – sie sind sehr bitter

Eichenrinde
Gänsefingerkraut (auch als Kräuterkissen)
Kalmuswurzel
Kamille

Süßholztee bei Gastritis (Magenschleimhautentzündung), bei hohem Blutdruck wählen Sie bitte eine andere Alternative

Bei nervösem Magen:
Gänsefingerkrauttee nach Basisrezept: schluckweise tagsüber trinken
Melissentee: ebenso im Laufe des Tages schluckweise trinken

Teerezepte bei Übelkeit:
Versuchen Sie am besten frischen Ingwer, zum Beispiel als Tee
Ingwer gibt es auch als Kapseln in der Apotheke, eine Alternative zum Mitnehmen als Mittel gegen Reisekrankheit

bei Magenschmerzen:
Schafgarbe und Tausendguldenkraut im Verhältnis 3:1 mischen, Zubereitung nach Basisrezept

folgende Mischung hat sich bei Magenverstimmung sehr bewährt:

Anis	15 g
Fenchel	15 g
Kümmel	15 g
Kamillenblüten	15 g
Schafgarbe	30 g
Melissenblätter	5 g
Käsepappel	5 g

Zubereitung: einen TL Tee auf 1/4 Liter kochendes Wasser, zehn Minuten ziehen lassen, drei Tassen täglich trinken.

Eine hilfreiche Mischung bei Völlegefühl:

Kardamom	20 g
Kümmel	20 g
Fenchel	10 g

Zubereitung: zwei TL der Mischung mit Löffel oder Mörser zerdrücken, in 1/2 Liter kochendes Wasser geben, zehn Minuten ziehen lassen, abgießen, bei Bedarf trinken

Ergänzend noch ein bewährtes Katermittel:
Artischockensaft 3x2 EL täglich

Magenprobleme

Yogatherapie s. allgemeiner Teil

| Berg | Kind | Kobra |
| Urdhva Hastasana | Balasana | Bhujangasana |

Meditation: Magen

Akupunktmassage

Bitte lesen Sie die genaue Lage der einzelnen Akupunkturpunkte im allgemeinen Teil unter „Akupunktmassage" nach, hier sind zur leichteren Auffindung die empfohlenen Punkte im Überblick eingezeichnet:

P 6, M 36, Le 3, KG 12, KG 4

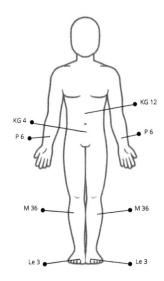

Ernährung

Dinkelbrei, -flocken - diese sind praktischerweise auch als Schmelzflocken erhältlich (aus der Hildegardmedizin)

Hier noch ein Rezept für Schonkost bei Magenschleimhautentzündung und/oder Übelkeit:

> **Hafer- oder Dinkelschleimsuppe:**
> in ca. 1/4 Liter Wasser 25 g Haferflocken oder Dinkelflocken kurz aufkochen, wenig Salz dazugeben. Mehrmals täglich frisch zubereiten und langsam essen. Vielleicht nicht gerade abwechslungsreich und ausgesprochen köstlich, aber eine altbewährte Möglichkeit, den Magen zu schonen und zu beruhigen.

Kauen Sie gelegentlich ein paar Stück weiße Mandeln, besonders bei Übelkeit (auch in der Schwangerschaft)

Leinsamen:
weichen Sie einen Esslöffel ganzen oder geschroteten Leinsamen in Wasser ein und nehmen Sie ihn ca. 1/2 Stunde vor dem Essen ein. Wenn Ihnen die Konsistenz sehr unangenehm ist, können Sie ihn auch trocken schlucken und ca. 1/8 Liter Wasser nachtrinken, das hilft auch.

Heilerde:
einen Teelöffel in ein Glas Wasser einrühren, möglichst über Nacht stehen lassen, am Morgen umrühren, dann trinken. Wenn Sie den Geschmack nicht mögen, können Sie auf Kapseln ausweichen, erhältlich in Drogerien und Apotheken

Lassen Sie Kaffee, Cola, Rotwein, Energydrinks und kohlensäurehaltige Getränke einmal weg, allein dadurch kann sich schon eine Besserung ergeben.

TCM-Tipp

wie schon im Kapitel Blähungen erwähnt, empfehle ich Ihnen wärmstens die Verwendung von Kuzu – s. dort.
Hier nochmal die Anwendungsbeschreibung in Kürze:
Verrühren Sie einen Teelöffel Kuzu mit ca. 1/8 Liter kaltem Wasser, kochen Sie es ganz kurz auf, fügen sofort ein wenig kaltes Wasser dazu, um eine passende Trinktemperatur zu erreichen, und trinken Sie es gleich – 1-3x täglich vor den Mahlzeiten.

Reisschleim, Congee

Verwenden Sie bevorzugt kühlende Nahrungsmittel und meiden Sie scharfe Gewürze

Weitere Tipps

In indischen Restaurants werden sie nach dem Essen oft angeboten: das Kauen von Fenchel-, Anis- oder Kardamomkörnern erfrischt den Atem und fördert die Verdauung

Und wieder ein wichtiger Hinweis: regelmäßig essen ist wichtig, vor allem warmes Essen ist empfehlenswert. Probieren Sie aus, was für Sie gut ist: ganz klassisch Frühstück – Mittagessen – Abendessen, oder vielleicht 4-5 x täglich eine kleinere Mahlzeit, dafür gibt es keine starren Regeln, das können nur Sie selbst beurteilen. Ungünstig ist es aber vermutlich, ständig zwischendurch etwas zu essen, so kommen Magen und Darm nie wirklich zur Ruhe.

Schon vor fast 1000 Jahren beschrieb Hildegard von Bingen Magenprobleme als seelisch bedingt, sie empfahl Frischpflanzensaft aus Poleiminze – im Fachhandel in Apotheke, Hildegardladen oder auch online problemlos zu beziehen.

Querverweise

- Blähungen, Darmprobleme
- Nervosität, Unruhe, Anspannung
- Sodbrennen

Menstruationsbeschwerden

Allgemeines

Viele Frauen leiden im Laufe ihres Lebens – einmal mehr, einmal weniger – unter Problemen mit der Menstruation. Meist lässt sich dem gut mit alternativen Heilmethoden begegnen.

Ein wesentlicher Teil der Schmerzen entsteht auch hier im Zusammenhang mit Stress und Anspannung. So sind wir auch hier wieder einmal bei einem der wichtigsten „Arzneimittel", also da, wo wir immer wieder landen: bei Entspannung, Ruhe und Erholung.
Günstig ist auch hier die Anwendung von autogenem Training, das Ihnen helfen kann, eine allgemeine Stressreduktion zu erzielen.

Meist gibt es zwei Arten von Schwierigkeiten im Zusammenhang mit der Menstruation:
- das so genannte PMS, das prämenstruelle Syndrom (Beschwerden, die regelmäßig vor dem Beginn der Monatsblutung eintreten – z.B. Gereiztheit, Stimmungsschwankungen, Unwohlsein, Bauchschmerzen, Rückenschmerzen, Krankheitsgefühl, Übelkeit, Verstopfung,...)
- die Regelschmerzen, meist zu Beginn der Blutung, und zumeist in Form mehr oder weniger heftiger Unterbauchkrämpfe.

Diese monatlich auftretenden Schmerzen können sehr ausgeprägt und beeinträchtigend sein, hier habe ich Ihnen einige Möglichkeiten aufgezählt, mithilfe derer Sie versuchen können, eine Beruhigung der Situation zu erreichen, ohne gleich zu einem Schmerzmittel greifen zu müssen, oder noch besser mithilfe der vorbeugenden Maßnahmen das Auftreten von Schmerzen von Vornherein zu verhindern.

Bitte kontaktieren Sie Ihre Frauenärztin, wenn keine Besserung der Beschwerden mit diesen Maßnahmen zu erreichen ist.

Wickel, Anwendungen s. allgemeiner Teil

Bei Menstruationsschmerzen:
- Feucht-warme Wickel auf den Unterbauch
- Heublumenpackung auf den Unterbauch
- Kirschkernkissen warm auf den Unterbauch
- Leinsamenwickel auf den Unterbauch
- Ingwerkompressen auf den Unterbauch
- Zur Entspannung des Bauches ist es sehr angenehm, vor den Wärmeanwendungen den Unterbauch mit Mandelöl, dem Lavendel- oder Melissenöl zugesetzt ist, einzureiben

- Es hat sich auch bewährt, schon im Vorfeld, zum Beispiel sieben Tage vor der Menstruation täglich entspannende Sitz- oder Vollbäder zu nehmen

Kräuter

Eine Vielzahl von Kräutern kann Sie während der Regel unterstützen – hier eine Auswahl:

    Frauenmantel – bei unregelmäßigen Blutungen
    Hirtentäschel – bei sehr starken Blutungen
    Kamille – krampflösend
    Lavendel – krampflösend, entspannend
    Melisse – krampflösend, beruhigend
    ... und noch viele andere....

Hier einige Kombinationen, die sich gut bewährt haben:

Teemischung zwischen den Blutungen (Beginnen Sie ca. ein bis zwei Wochen VOR der Menstruation, also ab dem Eisprung mit folgender Teemischung):

Brennesseltee	30 g
Schafgarbentee	30 g
Himbeerblättertee	30 g

Zubereitung: einen Teelöffel mit 1/4 Liter kochendem Wasser aufgießen, 5-8 Minuten ziehen lassen, am besten zwei Tassen täglich trinken

---

Teemischung während der Menstruation:

Frauenmanteltee	30 g
Gänsefingerkrauttee	30 g
Kamillentee	30 g
Fencheltee	30 g

Zubereitung: einen Teelöffel mit 1/4 Liter kochendem Wasser aufgießen, 5-8 Minuten ziehen lassen, drei Tassen täglich trinken

---

Weitere bewährte Kräutermischung bei Regelschmerzen:

Löwenzahnwurzel und -blätter	30 g
Rotklee	15 g
Schafgarbe	15 g
Kalmuswurzel	8 g

Zubereitung: zwei Teelöffel auf 1/2 Liter kochendes Wasser, fünf Minuten ziehen lassen, täglich 1/2 Liter trinken

Und noch eine gute Kombination:

Eichenrinde	25 g
Ringelblume	25 g
Schafgarbe	25 g
Tormentillwurzel	25 g

Zubereitung: einen Esslöffel mit 1/2 Liter Wasser fünf Minuten lang kochen, abgießen, tagsüber schluckweise austrinken.

 bei sehr starken Blutungen:

Hirtentäschel	25 g
Ringelblume	25 g
Brennessel	25 g

Zubereitung: einen Teelöffel auf 1/4 Liter kochendes Wasser, fünf Minuten ziehen lassen, mehrere Tassen täglich trinken

Beim oben erwähnten PMS hat sich insbesondere Pflanzenextrakt aus Mönchspfeffer sehr bewährt. Dieser ist in Form von Tropfen oder Kapseln erhältlich und muss über einen Zeitraum von mehreren Monaten täglich eingenommen werden.

Auch bei Rhythmusstörungen im Monatszyklus oder bei Ausfall der Regel ist der Mönchspfeffer (auch als Keuschlamm oder Agnus castus bekannt) einen Versuch wert.

Yogatherapie s. allgemeiner Teil

Ebenso wie bei den verdauungsstärkenden Übungen, geht es auch hier um die Durchblutung der Bauchorgane. So geht es um Drehungen im Stehen, Sitzen oder Liegen mit kraftvoller Atmung, dorthin, wo Enge besteht.

Katze-Kuh	Drehsitz	Kind
Chakravakasana	Ardha Matsyendrasana	Balasana

Akupunktmassage

Bitte lesen Sie die genaue Lage der einzelnen Akupunkturpunkte im allgemeinen Teil unter „Akupunktmassage" nach, hier sind zur leichteren Auffindung die empfohlenen Punkte im Überblick eingezeichnet:

MP 6, M 36, KG 4, Le 3 bei Gereiztheit, P 6 bei Übelkeit, H 7, G 41, Baihui

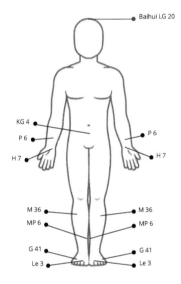

Ernährung

Nehmen Sie vor der Regel leichte Nahrungsmittel zu sich und meiden Sie generell Zucker und zu viele Kohlenhydrate.

TCM-Tipp

Verwenden Sie vermehrt Ingwer und schwarzen Sesam und greifen Sie vor allem zu roten Früchten und Säften, sowie roten Salaten und Gemüse, wie zum Beispiel roten Rüben und Karotten.

Eierspeise mit Pilzen und Schnittlauch (vermeiden Sie allerdings gekochte Eier bei Regelschmerzen)

Weitere Tipps

Nahrungsmittelergänzungen:
ca. 1-2 Wochen VOR der Menstruation: täglich Calcium und Magnesium einnehmen

Denken Sie daran, dass Sie bei der Menstruation Blut verlieren, das kann langfristig zu Eisenmangel führen. Wenn Sie sich matt, müde, schwach fühlen, wenn Sie blass sind, Probleme mit den Fingernägeln haben, unter Schlafstörungen leiden, lassen Sie einmal bei Ihrem Arzt den Blutwert des Eisenspeichers überprüfen, vielleicht haben Sie hier einen Mangel?

Nervosität, Unruhe, Spannungszustand, Stress

Allgemeines

Hier geht es um ein weitreichendes Thema, um eine Frage des sogenannten und viel diskutierten „Lebensstils". Stress kennen wir alle und jede Maßnahme – wie zum Beispiel verschiedenste Entspannungstechniken - ist nur oberflächliche „Kosmetik", um nicht zu sagen, missbräuchliche Verwendung dieser Methoden, solange sich an der Ursache der Stresssymptome nichts ändert. Und das passiert normalerweise nicht von alleine, wenn wir uns nicht selbst darum kümmern.

Wenn uns alles zu viel wird, ist es oft hilfreich, sich unterstützende Begleitung zu suchen, eine Therapeutin, einen Coach, eine Supervision. Wir leben in einer sehr anstrengenden, angespannten, anspruchsvollen Zeit – alles soll perfekt sein, am schnellsten, am besten, am größten, am erfolgreichsten,... diese Liste der Bewertungen lässt sich noch lange fortsetzen. Da hilft wohl nur Reduktion auf das, was uns wirklich wichtig erscheint. Einen guten Umgang mit dem zu finden, wovon wir glauben, dass es von uns gefordert wird. Wahrscheinlich geht es, einfach gesagt, um Achtsamkeit auf jeder Ebene, eben auch, was Seele, Geist und Körper betrifft. Ungleichgewicht im seelisch-geistigen Bereich äußert sich im Körper, er ist nicht der Feind, den man austricksen muss, damit er weiterhin klaglos funktioniert, sondern ein guter Freund, der dort Schranken setzt, wo wir sie nicht mehr wahrnehmen, und uns so zwingt, für uns selbst Sorge zu tragen, bevor das System Mensch zusammenbricht.

Schon Hildegard von Bingen hat sich vor fast tausend Jahren damit auseinandergesetzt, welchen Einfluss die Seele auf den Körper hat, und nicht umsonst gibt es seit dem letzten Jahrhundert den Begriff der Psychosomatik. In der Psychosomatik wird dem nachgegangen, wie sehr nicht nur körperliche, sondern gleichermaßen seelische Faktoren beteiligt sind, wenn es um die Entstehung von Krankheiten geht.

Wahrscheinlich ist es sinnvoll, dieses Konzept nun in unserer Zeit noch um den Begriff der Resilienz zu erweitern. Als Resilienz wird die Fähigkeit angesehen, schwierige Lebenssituationen zu bewältigen, ohne psychisch oder körperlich daran zu erkranken. In meiner Praxis sah ich es immer als wesentlichen Punkt, meine Patientinnen mithilfe der Gesprächsmedizin darin zu unterstützen, ihre Resilienz zu stärken, und damit ganzheitliche Stabilität zu erreichen.

Hier zähle ich Ihnen verschiedene Ideen und Methoden auf, wie Sie zur Ruhe kommen können, wenn einmal einfach alles zu viel wird.

Außerdem:
Medizinische Abklärung bei Erschöpfungszuständen ist auf jeden Fall anzuraten, eine Blutuntersuchung kann Ihnen helfen, Klarheit zu finden, ob auch ein körperliches Problem dahintersteckt, oder ob Sie auf der richtigen Spur sind, wenn Sie vor allem mentale Ursachen vermuten

Wickel, Anwendungen s. allgemeiner Teil

- heiße Bauchwickel
- heiße Rolle
- Wadenwickel nach Kneipp
- Fußmassagen
- Ohrmassagen

Ölbäder

Zubereitung wie im allgemeinen Teil beschrieben (zum Beispiel mit Salz)

Zwei Kombinationen:

ausgleichend, harmonisierend:
    3 Tropfen Geraniumöl
    1 Tropfen Rosenöl
    5 Tropfen Zedernöl

entspannend:
    2 Tropfen Muskatellersalbei
    3 Tropfen Bergamotteöl
    2 Tropfen YlangYlangöl

Kräuter

Rosenblütentee nach Basisrezept
Kräuterkissen mit Lavendel- oder Kamillenblüten

Öle:

Gute-Genesung-Spezialmischung 1:
Melisse, Lavendel, Orange, Rosenblüten

Gute-Genesung-Spezialmischung 2:
Bergamotte, Geranium, Jasmin, Melisse

Sie können ein Fläschchen Mandelöl mit ein paar Tropfen Ihres Lieblingsöls ergänzen und sich damit massieren (lassen, wenn möglich), oder sich damit die Fußsohlen einreiben. Besonders angenehm und entspannend ist es, wenn Sie das Öl vorher leicht erwärmen (zu diesem Zweck können Sie zum Beispiel ein wenig Massageöl in ein leeres Fläschchen geben und dieses vor der Verwendung in heißes Wasser legen)

Tees: nach Basisrezept:
    Eisenkraut   Lindenblüten
    grüner Hafer   Melisse
    Hopfen   Passionsblume
    Johanniskraut   Ringelblume
    Lavendel   Rosmarin

Eine Teemischung, die Ihnen helfen kann, zur Ruhe zu finden:

Melissenblätter	25 g
Orangenblüten	25 g
Passionsblume	25 g
Hopfenzapfen	10 g
Süßholz	5 g
Ringelblumenblüte	10 g

Zubereitung: einen Teelöffel auf eine Tasse kochendes Wasser geben, 5-8 Minuten ziehen lassen, und genüsslich trinken. Ohne Blick aufs Handy, ohne Tablet, ohne Computer. Vielleicht mit Blick nach draußen – oder auf ein schönes Bild, eine Blume, mit angenehmer Musik im Hintergrund? Ihr Haustier? Nehmen Sie sich wenigstens fünf Minuten dafür Zeit, das kann sich länger anfühlen, als Sie glauben, probieren Sie es aus!

Ernährung

Vermeiden Sie den Genuss zu vieler koffeinhaltiger Getränke – vielleicht reicht ja ein Espresso nach dem Essen? – und trinken Sie nicht zu viel und regelmäßig Alkohol. Alkohol steht zwar im Ruf, Entspannung zu fördern und unterstützt tatsächlich das Einschlafen, aber wenn man es objektiv betrachtet, beobachtet man, dass der Schlaf in der zweiten Nachhälfte wesentlich unruhiger und weniger erholsam ist, wenn man abends regelmäßig Alkohol trinkt. Längerfristig führt das zu verminderter Gedächtnisleistung und Konzentration. Auch Schnarchen kann sich verschlechtern und damit auch vermehrte Atemaussetzer im Schlaf auftreten.

Essen Sie nachmittags weniger und machen Sie Pausen zwischen den Mahlzeiten..

Nachmittagsschlaf ist förderlich – bekämpfen Sie die Müdigkeit um 14.00/15.00 nach Möglichkeit nicht mit Kaffee, sondern schlafen Sie lieber eine halbe Stunde.

TCM-Tipp

Verwenden Sie weniger scharfe Gewürze, keinen Knoblauch, Zwiebel oder Lauch.
Bevorzugen Sie dafür vermehrt Reis, Hirse, Miso, Algen, Shiitake-Pilze, Champignons, Kohlsprossen, Oliven, Azukibohnen, Linsen, Kidneybohnen Congee – in Kombination mit Maroni und Goji Beeren

Akupunktmassage

Bitte lesen Sie die genaue Lage der einzelnen Akupunkturpunkte im allgemeinen Teil unter „Akupunktmassage" nach, hier sind zur leichteren Auffindung die empfohlenen Punkte im Überblick eingezeichnet:

H 7 (Lampenfieber, Nervosität), M 36 (auch bei Konzentrationsstörungen), MP 6, P 6, Di 4 (Erschöpfung), Yintang

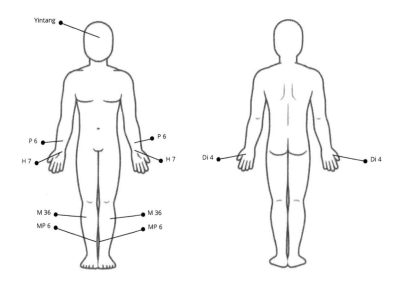

Yogatherapie s. allgemeiner Teil

„verhexte Fußmassage"
legen Sie einen Besenstiel auf den Boden und spazieren Sie quer darauf stehend auf und ab. Wenn Sie gerade keinen zur Verfügung haben, können Sie auch beim nächsten Spaziergang einige Steine mitnehmen und damit die Füße massieren.

Nervosität, Unruhe, Spannungszustand, Stress

Kriegerin
Virabhadrasana

Schulterbrücke
Setu Bandha Sarvangasana

Taube
Eka Pada Rajakapotasana

Meditation: Kaayen
Wechselatmung - Nadi Shodana

Kopfmassage mit Öl:
Das ist eine einfache Technik, welche in verschiedenen traditionellen Medizinsystemen angewendet wird, auch als „100 Bürstenstriche" bekannt. Die Kopfhaut wird mit Kokosöl, Olivenöl oder Sesamöl eingeölt. Dafür nimmt man eine Handvoll Öl und massiert diese mit ruhigen Bewegungen ca. 5 Minuten in die Kopfhaut ein. Ganz abgesehen von der entspannenden Wirkung, nähren Sie damit auch Ihre Haare, was sich bei Haarausfall, trockener, juckender Kopfhaut und bei brüchigen Haaren angenehm auswirken kann.

Weitere Körperübungen: s. allgemeiner Teil

- Atemübungen, aber vielleicht bestehen die Atemübungen auch nur daraus, dass Sie in der frischen Luft eine Runde spazieren gehen? Allein die Bewegung in der Natur kann Sie schon zu tiefem Atem anregen, der Sie mit Sauerstoff versorgt und entspannt
- Autogenes Training – am besten ist es hier, an einem Kurs teilzunehmen, zum Beispiel in der Volkshochschule, nur mit einer CD oder einem Video ist es schwieriger zu lernen
- Bewegung – probieren Sie es aus, was macht Ihnen wirklich Spaß? Es muss nicht der Besuch eines Fitnessstudios oder Joggen sein, vielleicht gehen Sie einfach mehr zu Fuß? Oder Sie raffen sich zu dem Tanzkurs auf, an den Sie schon länger denken? Schwimmen?
- PMR/Jacobson-Entspannung (progressive Muskelentspannung nach Jacobson – auch auf CD erhältlich), auch dafür werden Kurse zum Beispiel in Volkshochschulen angeboten
- Meditation: es gibt unzählige Methoden der Meditation, eine der einfachsten aber sehr wirkungsvollen Varianten besteht darin, einfach fünf Minuten lang von 1 - 10 zu zählen. Und wenn die Gedanken abschweifen, beginnen Sie wieder bei „eins". Auch wenn das Ganze dann so abläuft, wie bei vielen Menschen: „eins – zwei – eins – äh, eins – eins – zwei – drei – eins........" völlig egal, es gilt nichts zu leisten, nichts zu erreichen, nur Dasein in der Gegenwart. Das bringt Ihre Gedanken langsam mit fortschreitender Übung immer weiter zur Ruhe.

- MBSR (Mindfulness based stress reduction): dabei handelt es sich um ein auch in Europa zunehmend beliebtes und angewandtes Achtsamkeitstraining nach Jon Kabat-Zinn. Der US-Amerikaner hat diese Methode zur Stressbewältigung im Rahmen einer Klinik entwickelt. Es wird mit Übungen zur Körperwahrnehmung, Achtsamkeitsübungen und Meditation gearbeitet. In den letzten Jahrzehnten hat sich diese Methode weit verbreitet und findet in vielen Kliniken Anwendung. Auch im Rahmen vieler Volkshochschulen kann man MBSR erlernen.
- Qi Gong

Weitere Tipps

Es mag wohl ein wenig absurd klingen, wenn ich Sie bei Stressphänomenen auch noch auf das Internet verweise, das ja oft einen Teil unserer täglichen Hektik auslösen mag, aber gerade hier finden Sie auch Unmengen von Impulsen und Anleitungen für Entspannung, Meditationen, aber auch ausgezeichnete Yogaanleitungen zum Mitmachen für zuhause.

Ganz zu schweigen von einer Fülle von Büchern mit Anleitungen zu diesem Thema. Vielen Menschen täte es im anstrengenden Alltag gut, Rituale zum „Herunterkommen" zu finden.

Und noch etwas: Schalten Sie Fernseher und Computer aus, am besten auch das WLAN und legen Sie Tablet und Handy weg

Verbringen Sie regelmäßig Zeit in der Natur, berühren Sie Blätter, Bäume, Baumstämme und den Boden

Nahrungsmittelergänzungen:
Vitamin B
Calcium und Magnesium (beide haben entspannende Wirkung)

 Querverweis

- Schlaflosigkeit

Ohrenschmerzen

Die untenstehenden Empfehlungen sind als Erste Hilfe gedacht. Bei Fortbestehen oder Verschlechterung der Ohrenschmerzen über mehrere Stunden oder Tage nehmen Sie bitte unbedingt Kontakt mit Ihrer Ärztin auf (auch zur Abklärung, ob es sich möglicherweise um eine Gehörgangs- oder eine Mittelohrentzündung handelt).

Allgemeines

Ohrenschmerzen treten häufig als Folge einer Erkältung, eines Schnupfens oder einer Nasennebenhöhlenentzündung auf. Aus diesem Grund möchte ich Sie dringend auf das Kapitel Schnupfen/Nasennebenhöhlenentzündung hinweisen. Wenn durch einen Schnupfen die Belüftung des Mittelohrs gestört ist, wenn also die Tube, das ist die Verbindung zwischen Nasenbereich und Mittelohr, durch eine Anschwellung der Schleimhaut verlegt ist, kann das zu einer Mittelohrentzündung führen, da Schleim in das Mittelohr gedrückt wird und nicht mehr abfließen kann. Seien Sie vorsichtig beim Naseputzen, um nicht dadurch noch mehr Sekret hineinzupressen.

Bei Schnupfen ist medizinische Kochsalzlösung in Form von Nasentropfen, oder zum Beispiel „Meersalznasentropfen" aus Apotheke und Drogerie vom Säugling bis zum Erwachsenen sinnvoll, um das Freihalten der Nasengänge zu fördern. Manchmal reicht das aber nicht aus und es kann sinnvoll sein, für wenige Tage schulmedizinische schleimhautabschwellende Nasentropfen oder –spray zu verwenden. Damit lässt sich möglicherweise das Auftreten einer Mittelohrentzündung bei Schnupfen verhindern. Vor allem dann, wenn Sie dazu neigen, Mittelohrentzündungen zu entwickeln, können Sie das damit möglicherweise rechtzeitig verhindern, hier ist eine freie Nase besonders wichtig.

Wenn es aber nun doch so weit gekommen ist, dass Sie Ohrenschmerzen haben, versuchen Sie gleich mit folgenden Möglichkeiten etwas dagegen zu tun, bevor Sie wirklich zu einem Antibiotikum greifen müssen.

Halten Sie Ihre Ohren warm, setzen Sie z.B. Mütze oder Stirnband auf und nehmen Sie gleich einmal ein ansteigendes Fußbad.

Alles, was der Seele gut tut, entspannt auch den Körper und tut bei Schmerzen gut, aber vermeiden Sie Überanstrengung bei akuten Krankheiten!

Bei Wickeln im Bereich der Ohren: Vorsicht – worauf ich schon mehrfach hingewiesen habe: wenden Sie auch hier Wärme nur dann an, wenn es der Patient als angenehm empfindet! – es kann auch sein, dass sich Kühles angenehmer anfühlt.

Achtung: auf keinen Fall Öl in das Ohr tropfen, dadurch kann der Gehörgang verkleben und das Trommelfell kann durch die Ärztin dann nicht mehr beurteilt werden. Zudem besteht die Gefahr, dass – falls bereits ein Loch im Trommelfell besteht – das Mittelohr und damit das Gehör durch Verklebung der Gehörknöchelchen einen anhaltenden Schaden davonträgt.

Wickel, Anwendungen s. allgemeiner Teil

Wenn Sie Wärme am schmerzhaften Ohr gerne mögen, ist das die einfachste Variante: ein Stofftuch (oder einen Waschhandschuh) in Pfanne oder Mikrowelle erwärmen und auflegen – alleine das ist oft schon eine sehr hilfreiche Erste Hilfe-Maßnahme

- ansteigendes Fußbad!
- Kirschkernkissen - warm aus dem Backrohr oder kalt aus dem Kühlschrank, was ist Ihnen angenehmer?
- Leinsamenwickel (hier: trocken erwärmter ganzer Leinsamen im Stoffsäckchen)
- Ein warmes Salzsäckchen im Backrohr erwärmen und auf das Ohr legen
- Zitrone: 1 Tropfen in den Gehörgang tropfen
- Zwiebelwickel!! – sehr bewährt und hilfreich – meiner Erfahrung nach das hilfreichste Mittel bei Ohrenschmerzen. Der Wickel lässt sich mit einem Stirnband oder einer Mütze gut am Kopf fixieren

Kräuter

Kamillenkissen (trocken erwärmen – im Backrohr, in der Pfanne oder Mikrowelle) oder Sie mischen ein Kräuterkissen mit Kamille und Holunderblüten, und legen darauf einfach eine Wärmeflasche – wiederum nur dann, wenn Wärme als angenehm empfunden wird.

Öle: 1 Tropfen Lavendel-, Kamillen-, oder Johanniskrautöl auf einen Wattebausch geben und ganz vorsichtig in den Gehörgang stecken, das hat oft lindernde Wirkung

Ohrenschmerzen

Ernährung

Kraftsuppe s. allgem. Kapitel Ernährung

Akupunktmassage

Bitte lesen Sie die genaue Lage der einzelnen Akupunkturpunkte im allgemeinen Teil unter „Akupunktmassage" nach, hier sind zur leichteren Auffindung die empfohlenen Punkte im Überblick eingezeichnet:

Di 4, 3E5, G 20, Le 3

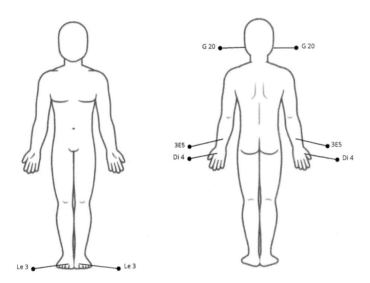

Weitere Tipps

„Ölige Rebtropfen" aus der Hildegardmedizin bestehen aus:
    40 ml Rebstocksaft
    60 ml Olivenöl
    1 Tropfen echtes ätherisches Rosenöl
vor Gebrauch gut schütteln: bei Bedarf ölige Rebtropfen rund um das Ohr einmassieren, aber nicht in das Ohr hinein träufeln – Sie können sie selbst mischen, sie sind aber auch im Handel erhältlich

Noch etwas:
Ich wiederhole mich, ich weiß – aber noch einmal: warme Auflagen auf das Ohr nur dann verwenden, wenn es dem Patienten angenehm ist – niemals Maßnahmen setzen, die der Kranke als schmerzhaft oder unangenehm empfindet.

Hinweis zur Verwendung von Ohrkerzen:
Wenden Sie Ohrkerzen nicht alleine an, lassen Sie sich von einer zweiten Person unterstützen. Die entstehende Wärme lässt die Schmerzen oft abklingen - immer im Liegen und immer in schrägem(!) Winkel anwenden - niemals ganz senkrecht aufsetzen – herabtropfendes Wachs könnte so in den Gehörgang gelangen und diesen schädigen!
Vorsicht – auch wegen Verbrennungsgefahr im Bereich der Haare – decken Sie diese unbedingt mit einem Handtuch gut ab

 Querverweise

- Schnupfen
- Erkältung

Rheuma, Gelenksbeschwerden

Allgemeines

In diesem Kapitel geht es nicht nur um das „echte" Rheuma, das im Laborbefund als solches diagnostiziert wird, sondern um Gelenksbeschwerden im Allgemeinen. Hier gibt es oft keine im Labor nachweisbare Diagnose, dennoch sind die Schmerzen nicht zu ignorieren.

Als Alternativen zur schulmedizinischen Behandlung kann ich Ihnen erfahrungsgemäß hier vor allem Akupunktur ans Herz legen, ebenso eine ganzheitliche homöopathische Behandlung.

Zusätzlich zur ärztlichen Behandlung empfehle ich Ihnen aber auch verschiedene Maßnahmen, die Sie selbst in die Hand nehmen können, um eine Besserung Ihres Zustandes zu erreichen.

Also: Stress vermeiden! Ja, ich weiß, das habe ich schon des Öfteren an anderer Stelle erwähnt, ich habe einfach die Erfahrung gemacht, dass Stress und Anspannung fast jede Krankheit auslösen, beziehungsweise verschlechtern können.

Schonende regelmäßige Bewegung (Rad fahren, Schwimmen) ist meistens hilfreich, eine völlige Ruhigstellung chronisch schmerzhafter Gelenke kann die Situation oft verschlechtern.

Und schon wieder: warme bzw. kalte Anwendungen nur dann einsetzen, wenn sie dem Patienten angenehm sind und gut tun!

Oft ist es eine gute Unterstützung, auch andere Gelenke zu aktivieren, zum Beispiel bei Rechtshändern auch die linke Hand einsetzen – zum Telefonieren, Kochen, Malen, Zähneputzen,... Tragen Sie Ihre Handtasche einmal auf der anderen Schulter... bei Linkshändern natürlich umgekehrt.

Bei hartnäckigen Schmerzen ist es sinnvoll, diesen auch schulmedizinisch nachzugehen, um möglicherweise anatomische oder entzündliche Hintergründe aufzudecken, denen man vielleicht auch auf diesem Wege begegnen kann.

Wickel, Anwendungen s. allgemeiner Teil

- Kälteanwendung: nur bei akuten Beschwerden, Entzündungen, Schwellungen nach Verletzungen. Vorsicht – nur ganz kurz – das heißt, wirklich nur ein paar Minuten anwenden: in der traditionellen chinesischen Medizin wird immer wieder darauf hingewiesen, dass zu kalte Anwendungen den Energiefluss blockieren können.

Eis, kühlende Gelbeutel, auch tiefgekühlte Erbsen im Beutel sind hilfreich und immer wieder einfrier- und verwendbar.
Salzwasserkompressen: ein Geschirrtuch oder einen Waschlappen in Salzwasser tauchen und im Tiefkühler einfrieren. Aus dem Tiefkühler nehmen und eventuell in ein Tuch eingeschlagen auf die schmerzende Stelle auflegen.

- Kühlende Anwendungen: bei Verstauchung, Prellung, akuten Gelenksschmerzen, akutem Hexenschuss, Gelenksentzündungen
   Topfen/Quark-Wickel
   Alkohol
   Arnikawickel
   Heilerde

- Wärmeanwendung: bei länger andauernden oder chronischen Schmerzen im Rücken oder in Gelenken. Wenden Sie auch diese vorsichtig an, wählen Sie die Temperatur, die Sie als angenehm empfinden.
   Beinwellpackungen: mit frischen Beinwellblättern, Beinwelltinktur, oder Beinwellsalbe
   Heilerdewickel
   heiße Rolle
   Heublumenauflagen
   Kartoffelwickel
   Krautwickel!
   Leinsamenpackungen
   Zwiebelauflagen bei entzündeten Gelenken
   Moorpackungen besonders bei chronischen Krankheiten wie Arthrose, Osteoporose, Rückenschmerzen
   Kirschkernkissen
   Johanniskrautölwickel mit Wärmeflasche drüber!
   Ölwickel (z.B. mit warmem Sesamöl) auch über Nacht
   Wickel mit Rohwolle

Im Alltag unkomplizierter anzuwenden und ebenfalls hilfreich sind auch Einreibungen mit
   Arnikaöl
   hochprozentiger Arnikasalbe mit mindestens 20% Arnikagehalt
   Arnikagel – dieses für einen kühlenden Effekt am besten im Kühlschrank aufbewahren
   verdünnter Arnikatinktur (1:10 mit Wasser verdünnen)
   Beinwellsalbe – diese wurde in verschiedenen klinischen Studien sehr erfolgreich bei verschiedensten Schmerzen am Bewegungsapparat getestet
   Johanniskrautöl
   Rosmarinöl (durchblutungsfördernd)
   Rosskastaniengel (entzündungshemmend)

Rheuma, Gelenksbeschwerden

Kräuter

Teekräuter zum Mischen:

Birkenblätter	Katzenkralle
Brennessel	Schafgarbe
Hagebutte	Weidenrinde
Johanniskraut	Zinnkraut

 Ein entzündungshemmender Tee:

Weidenrinde	20 g
Mädesüß	20 g
Goldrute	20 g
Ringelblume	20 g
Johanniskraut	20 g

Zubereitung: einen Esslöffel der Mischung mit 1/4 Liter kaltem Wasser übergießen und ca. 1 Stunde stehen lassen. Dann erhitzen, nochmals ca. acht Minuten ziehen lassen, abgießen. Davon täglich zwei bis drei Tassen täglich trinken.

In der Hildegardmedizin wird Wermutsalbe empfohlen.

Akupunktmassage

Bitte lesen Sie die genaue Lage der einzelnen Akupunkturpunkte im allgemeinen Teil unter „Akupunktmassage" nach, hier sind zur leichteren Auffindung die empfohlenen Punkte im Überblick eingezeichnet:

massieren Sie speziell empfindliche Punkte im Schmerzbereich, zusätzlich:
B 60, G 20, G 41, H 7, Baihui

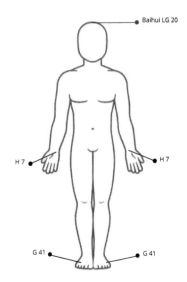
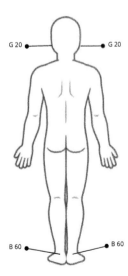

Ölmassagen mit Sesamöl zur Selbstmassage

Ernährung

Vollwertkost, Vermeiden von tierischem Eiweiß und Zucker.
eine bewährte ayurvedische Maßnahme: heißes abgekochtes Wasser trinken.

TCM-Tipp

Gelbwurz (Kurkuma) als Gewürz verwenden, außerdem Ingwer, Knoblauch, Zwiebeln.
Auch hier kann Kraftsuppe hilfreich sein, s. Kapitel allgemein Ernährung

 ### Yogatherapie s. allgemeiner Teil

Vorbeuge stehend
Uttanasana

Vorbeuge sitzend
Paschimottanasana

Knie-zur-Brust
Apanasana

 ### Weitere Tipps

Qi Gong
Alexandertechnik
Shiatsu
MBSR (Achtsamkeitstraining)

Thalassotherapie (Meerwassertherapie) – am besten nutzen Sie Ihren Urlaub am Meer zu einer Meerwassertherapie vor Ort
Meeresschlickbandagen sind im Handel erhältlich und können sehr angenehm und lindernd sein.
Heilmoorbäder können ebenso gut zuhause durchgeführt werden.

Nahrungsmittelergänzungen:
Omega-3-Fettsäuren ,Vitamin E und C,
Leinöl,Weihrauchpräparate , Teufelskralle, Hagebuttenpräparate
Selen und Zink

 ### Querverweise

- Rückenschmerzen

Rückenschmerzen

Allgemeines

Rückenschmerzen sind in unseren Breiten ein Musterbeispiel für „die" Zivilisationskrankheit schlechthin. Ein hoher Prozentsatz der Bevölkerung leidet darunter, daher zuerst einmal zur Prophylaxe:

Bleiben Sie wirklich in Bewegung – auch in der Arbeit, aufstehen, jede Mappe, jeden Ordner einzeln einräumen, am besten in ein Regal, das hoch oben ist, sich dabei strecken, im Gehen telefonieren, die Toilette, die am weitesten entfernt ist, benutzen. Gehen Sie persönlich zur Kollegin im unteren Stock, statt ihr eine Email zu schreiben,....... seien Sie kreativ, es gibt viele Möglichkeiten, auch ohne ein von der Firma angebotenes Fitnessstudio minimale Bewegungsphasen einzulegen – nicht nur den Weg zur Kaffeemaschine.....

Vorbeugung ist vor allem auch am Schreibtisch wichtig: Sie sitzen stundenlang in schlechter Haltung oder auf einem unpassenden Schreibtischsessel? Eine gute Haltung bzw. Sitzposition kann Ihnen schon einmal eine gute Basis für einen schmerzfreien Rücken bieten.

Eine wirklich gute Erste Hilfe-Position zur Entlastung bei akuten Rückenschmerzen ist folgende Position: nehmen Sie die Rückenlage – zum Beispiel am Boden – ein und legen Sie die Unterschenkel mit im rechten Winkel gebeugten Knie auf einem Würfel, dem Sofa, einem umgedrehten Wäschekorb ab. Das Ziel ist aber, auch bei Rückenschmerzen bald wieder in Bewegung zu kommen, die Vorstellung, Bettruhe wäre notwendig und hilfreich, ist mittlerweile überholt.

Sollte es zu Empfindungsstörungen, Schwäche- oder Lähmungserscheinungen in den Beinen oder auch Armen oder zu akuten Problemen mit Blase oder Darm kommen, zögern Sie bitte nicht und wenden Sie sich gleich an Ihren Arzt, hier ist keine Zeit zu verlieren, es wäre möglich, dass es sich um einen akuten Bandscheibenvorfall handelt und Nervengewebe geschädigt wird.

Wickel, Anwendungen s. allgemeiner Teil

- Bei akuten Schmerzen/Hexenschuss denken Sie zuerst an kalte Anwendungen:
    - eventuell tiefgekühlte Salzwasserkompressen auflegen (kurz – ca. 10 Minuten) – auch ein Sack Tiefkühlerbsen ist sehr gut als kalte Auflage verwendbar und mehrfach verwendbar

Kirschkernkissen aus dem Kühlschrank
Alkoholwickel
kalte Kompressen
kalte Gelpackungen mit Arnika oder Beinwell

- Bei länger andauernden oder chronischen Rückenschmerzen sind wahrscheinlich warme bis heiße Anwendungen wirksamer:
heiße Rolle oder einfach eine ausgiebige heiße Dusche
heiß-feuchte Wickel
warme Packungen mit Arnika oder Beinwell
Heublumenpackungen (über Wasserdampf ca. 10 Minuten erwärmen, auflegen – Achtung nicht zu heiß verwenden) oder für ein Bad: Heublumen in einen Stoffsack geben und Wasser für ein Vollbad darüber laufen lassen
Johanniskrautöleinreibungen (das Öl vorher erwärmen oder eine Wärmeflasche darüberlegen)
Kartoffelwickel
Kirschkernkissen warm
Moorpackungen, Moorbäder
Propolissalbe
Bienenwachswickel
Rotlichtbestrahlungen
warmen Salzsack auflegen
ABC-Pflaster aus der Apotheke – aber seien Sie vorsichtig - der darin enthaltene Pfeffer kann die Haut stark reizen

Auch hier, wie immer, gilt also: es geht nicht nur um den Befund, sondern um das Befinden des Patienten! – Was tut mir gut? Wärme oder Kälte?

Kräuter

Tees nach Basisrezept:
Gänsefingerkraut
Kamille
Lavendel
Rosmarin
Weidenrinde

 Eine Teemischung bei Rückenschmerzen:

Schafgarbenkraut	20 g
Johanniskraut	20 g
Lavendelblüten	20 g
Ringelblumenblüten	15 g

Zubereitung: Einen Esslöffel Teekraut mit 1/4 Liter heißem Wasser aufgießen, ca. 5-10 Minuten zugedeckt ziehen lassen, abgießen, drei Tassen täglich trinken.

Rückenschmerzen

Akupunktmassage

Bitte lesen Sie die genaue Lage der einzelnen Akupunkturpunkte im allgemeinen Teil unter „Akupunktmassage" nach, hier sind zur leichteren Auffindung die empfohlenen Punkte im Überblick eingezeichnet:

G 20, 3E 5, B 10, B 13, B 23, B 25, B 60, H 7

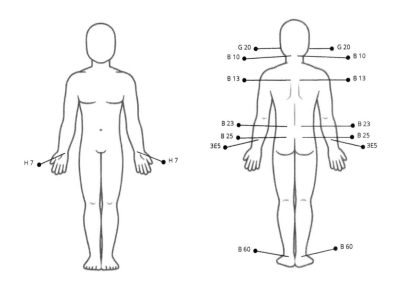

Ernährung

verwenden Sie bevorzugt pflanzliche Nahrungsmittel
weniger Fette, weniger Fleisch

TCM-Tipp

Kraftsuppe
gekochte Nahrungsmittel
Ingwer, Kurkuma

Yogatherapie s. allgemeiner Teil

Nackenübungen:
Die einfachsten Nackenübungen sind oft die Besten. Diese gehören dazu und sind sehr zu empfehlen:
Zeichnen Sie mit der Nasenspitze einen liegenden Achter – beginnen Sie

mit einem kleinen Achter, der immer größer und dann wieder kleiner werden kann.
Machen Sie mit Ihrem Kopf einen sanften Halbkreis von einer Seite zur anderen, ohne nach hinten zu kippen.

Berg	Katze-Kuh	Hund
Urdhva Hastasana	Chakravakasana	- Adho Mukha Svanasana

 Weitere Tipps

Wie oben erwähnt, ist Bewegung bei Rückenschmerzen fast immer günstig. Aber nicht jede Sportart ist geeignet, wenn Sie unter Rückenschmerzen leiden:
Rückenfreundliche Sportarten: Schwimmen, Nordic Walking, Schilanglauf, Tanzen
Teils belastende, teils rückenfreundliche Sportarten: Radfahren, Reiten, Fußball, Basketball, Volleyball, Tischtennis, Golf
Rückenbelastende Sportarten: Tennis, Segeln, Rudern, Squash, Badminton, Hockey

MBSR
Feldenkrais
Alexandertechnik

 ein bewährtes Teerezept bei Gicht

Teemischung:
grüner Hafer	75 g
Brennessel	10 g
Johanniskraut	10 g
Frauenmantel	5 g

Zubereitung: 1 TL auf eine Tasse kochendes Wasser, ca. 5-8 Minuten ziehen lassen, abgießen, idealerweise drei Mal täglich eine Tasse trinken

 Querverweise

- Rheuma, Gelenksbeschwerden

Schlaflosigkeit

Allgemeines

Ein einigermaßen konstanter Schlaf-Wach-Rhythmus ist für die nächtliche Regeneration des Körpers sehr hilfreich. Das Schlafbedürfnis ist von Mensch zu Mensch verschieden, besonders im Alter sinkt oft die benötigte Schlafdauer. Eine gewisse Regelmäßigkeit beim Schlafritual ist hier oft unterstützend, der Organismus pendelt sich so leichter auf einen individuellen Rhythmus ein.

Ist für Sie eine harte oder weiche Matratze angenehm? Probieren Sie es am besten aus - nehmen Sie sich genug Zeit zum Probeliegen in einem Möbelhaus, am besten wäre es während der Woche an einem Vormittag... da sind Sie am ungestörtesten...

Haben Sie ausprobiert, welches Schlafkissen für Sie am besten passt? Ob fest, weich, ob mit Schafwolle gefüllt, mit Daunen, mit Dinkel oder Buchweizen? In Möbelhäusern gibt es oft die Möglichkeit, Matratzen und Kissen auszuleihen und zu testen.

Ideal ist Frischluft im Schlafzimmer bei einer Temperatur von ca. 18-19 Grad. So manchem hilft eine CD mit Entspannungsmusik, vielleicht mit Meeresrauschen oder anderen Naturgeräuschen, es gibt im Handel sogar eine CD mit einer Stimme, die Schäfchen zählt, um den Zuhörer müde zu machen. Die gute alte Wärmeflasche nicht zu vergessen, denn kalte Füße sind alles andere als hilfreich zum Einschlafen. Auch eine zweite Decke kann helfen, sich gut und warm einzukuscheln, bevor Sie einschlafen.

Erfahrungsgemäß ist die Schlafqualität am besten, wenn es im Schlafzimmer ganz dunkel ist, da die Produktion des Schlafhormons Melatonin eine deutliche Abhängigkeit vom Licht aufweist.

Günstig ist es, etwa eine halbe Stunde Zeit zwischen Fernsehen, Computerarbeit und dem Schlafengehen verstreichen zu lassen und wenn irgend möglich, das Handy aus dem Schlafzimmer zu verbannen, dieses ist besonders bei Jugendlichen ein häufiger Störfaktor, und nicht nur, weil nachts SMS eintreffen....
Dann noch ein wenig Bewegung, zum Beispiel ein Abendspaziergang, und Sie sind eigentlich optimal auf eine gute Erholung vorbereitet. Vielleicht hilft Ihnen eine kurze Meditation aber auch besser als ein Spaziergang?

Wenn sich Ihr Schlaf gar nicht einpendelt, ist es sinnvoll, dies bei Ihrer Ärztin abklären zu lassen. Nicht nur das Herz kann dafür verantwortlich sein, dass Sie nicht zur Ruhe finden, vielleicht ist Ihre Schilddrüse nicht in Ordnung? Es kann hilfreich sein, ein „Schlafprotokoll" zu erstellen, um den Faktoren, die Ihren Schlaf beeinflussen, auf die Schliche zu kommen. Ist es vielleicht der Menstruationszyklus, die Wetterlage oder spüren Sie den Vollmond?

Wickel, Anwendungen s. allgemeiner Teil

- feucht-heiße Bauchwickel
- warmes Fußbad, zum Beispiel unter Zusatz von Lavendelöl oder Lavendeltee
- Storchengang
- Wassertreten (ca. 40x in der Badewanne treten, dann die Füße nur kurz abstreifen und schnell ins Bett)
- im Sommer kühle Wadenwickel vor dem Schlafengehen

Kräuter

Ölbäder: Zubereitung s. allgemeiner Teil
- z.B. mit Lavendel-, Melissen-, Orangenblüten-, Baldrianöl
- eine angenehme schlaffördernde Mischung: 7 Tropfen Neroliöl, 5 Tropfen Lavendelöl
- Kamille: beruhigend, entspannend, speziell bei Verdauungs-problemen)
- Lavendel: beruhigend, schmerzlindernd (nicht nur als Öl ins Badewasser, auch als Abendtee gut geeignet)
- Majoran: entspannend, wärmend
- Melisse: entspannend
- Orangenblüten: entspannend, duftend
- Baldrian: schlafanstoßende Wirkung, allerdings ist der Duft nicht jedermanns Sache

diese Öle können auch auf ein Taschentuch getropft (2-3 Tropfen) auf dem Kopfpolster Abhilfe schaffen

Kräuterkissen mit Lavendelblüten, wildem Majoran, grünem Hafer, Schafgarbe, Rosenblüten, Orangenblüten, Ringelblume, Hopfen (dieser schmeckt vor allem Kindern meist nicht als Tee, hier ist ein gefülltes Kräuterkissen ein guter Ersatz). Wenn der Duft langsam nachlässt, das Kissen ein wenig kneten, Sie können auch ein paar Tropfen ätherisches Öl darauf tropfen.

Eventuell Baldrian – wie gesagt, der spezielle Duft des Baldrians ist nicht jedem Menschen angenehm, wohl aber den meisten Katzen, die vom Baldriangeruch zumeist völlig hingerissen sind.

Schlaflosigkeit

Tees: nach Basisrezept
    Baldrian   Lindenblüten
    grüner Hafer   wilder Majoran
    Hopfen   Melisse
    Johanniskraut   Orangenblüten
    Kamille   Passionsblume
    Lavendel   Ysop

bewährte Teemischung:

Passionsblume	30 g
Melissenblüten	30 g
Lavendelblüten	30 g
Baldrianwurzel	30 g

Zubereitung: einen Teelöffel auf eine Tasse kochendes Wasser geben, 5-10 Minuten ziehen lassen und genüsslich trinken

Kräuterextrakte zum Einnehmen in Tropfenform oder als Kapseln:

    grüner Hafer
    Baldrian
    Passionsblume
    Melisse
    Johanniskraut

sogenannte „Baldrianperlen"
Es gibt auch eine sehr gute Kombination von Baldrian, Passionsblume und Hopfen in Form von Dragees in der Apotheke

Yogatherapie s. allgemeiner Teil

Liegende Winkelhaltung Supta Konasana	Taube Eka Pada Rajakapotasana	Kopfstand Shirshasana

Entspannung in Rückenlage:
Wolkenzählen und ihr Vorbeiziehen beobachten
Idealerweise wird diese Übung mit Blick auf den Himmel durchgeführt. In angenehmer Rückenlage mit Blick auf den Himmel beobachten wir, wie die Wolken vorbeiziehen, wie Vögel vorbeifliegen, aber auch unsere Gedanken und Atemzüge, wie sie kommen und gehen.

Akupunktmassage

Bitte lesen Sie die genaue Lage der einzelnen Akupunkturpunkte im allgemeinen Teil unter „Akupunktmassage" nach, hier sind zur leichteren Auffindung die empfohlenen Punkte im Überblick eingezeichnet:

H 7 besonders gut auch bei Kindern!
kleine Kinder drehen oft spontan beim Einschlafen die Hände ein – so wird dieser Punkt aktiviert!
Le 3
N 3 günstig besonders bei älteren und/oder erschöpften Menschen statt Le 3
P 6, M 36, MP 6, LG 20 Baihui

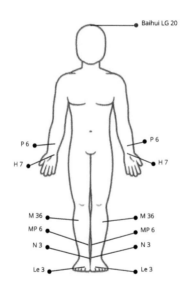

 ### Ernährung

Bei Ein- oder Durchschlafschwierigkeiten ist es wichtig, nicht zu spät am Abend zu essen und nicht zu spät ins Bett zu gehen. Versuchen Sie, regelmäßig um 22.00 ins Bett zugehen und ab 18.00 nichts mehr zu essen, allein dadurch kann sich schon eine Veränderung ergeben.

TCM-Tipp

Essen Sie abends vorzugsweise leichte, warme, gekochte Speisen, z.B. Suppen, vermeiden Sie abends schwere, fette, gebratene Nahrungsmittel, sowie Süßigkeiten oder Obst und nehmen Sie ab 14.00 keine koffeinhaltigen Getränke zu sich.

Weitere Tipps

Autogenes Training
MBSR (Mindfulness Based Stress Reduction)
PMR oder Jacobson-Entspannung (progressive Muskelentspannung nach Jacobson – auch auf CD erhältlich), auch dafür werden Kurse zum Beispiel in Volkshochschulen angeboten
sanfte Fußsohlenmassagen – nicht nur bei Kindern sehr gut und beliebt, zum Beispiel mit Lavendel- oder Melissenöl

Nahrungsmittelergänzungen
Vitamin B
Magnesium

Wenn Sie mit all diesen Empfehlungen auch nicht weiterkommen und Ihr Schlaf ein Problem bleibt, können Sie sich überlegen, Ihren Schlafplatz durch einen Rutengeher auf geopathische Belastungen prüfen zu lassen. Vielleicht liegen Sie auf einer sogenannten Störzone und kommen dadurch nicht zur Ruhe – auch bei langfristig schlaflosen Kindern kann es sehr hilfreich sein, den Schlafplatz zu verändern.

Querverweise

- Nervosität, Spannungszustand
- Wechselbeschwerden

Schnupfen, Nasennebenhöhlenentzündung (Sinusitis)

Allgemeines

Schnupfen ist lästig, in der Regel aber ungefährlich, sofern sich nicht eine Nasennebenhöhlenentzündung daraus entwickelt.
Schnupfen kennen wir alle – Schnupfen zwei Mal jährlich ist normal – dennoch braucht Ihr Körper in dieser Zeit vermehrt Zuwendung und Unterstützung, zumal sich aus einem Schnupfen langfristig auch eine Nasennebenhöhlenentzündung, eine sogenannte Sinusitis, entwickeln kann. Hier befassen wir uns mit dem Erkältungsschnupfen – wenn Sie sich über allergischen Schnupfen informieren wollen, bitte ich Sie, im Kapitel Allergie nachzulesen.

Bereiten sie sich einen Ingwertee zu.

> **Ingwertee:**
> frische Ingwerwurzel in ca. fünf dünne Scheiben geschnitten, fünf bis zehn Minuten in einem Liter Wasser kochen, Zitrone hinzufügen, heiß trinken oder eventuell nach dem Abkühlen mit Honig süßen und erst dann trinken – Honig sollte nie über ca. 40° erhitzt werden.

Falls eine geplante Flugreise nicht zu vermeiden ist, kontaktieren Sie Ihre Ärztin, um bei Nasennebenhöhlenentzündung entsprechende schulmedizinische Maßnahmen zu treffen (z.B. abschwellende Nasentropfen verwenden

 Wickel, Anwendungen s. allgemeiner Teil

- ansteigendes Fußbad
- Bockshornkleewickel (gleiche Zubereitung wie Leinsamenwickel)
- Nasenspülung mit lauwarmem (Salz-)Wasser, Nasendusche
- Meerrettich-/Krenwickel im Nacken bei verstopftem Gefühl in den Nasennebenhöhlen
  Achtung: sehr scharfe ätherische Öle – nicht länger als 4-5 Minuten belassen und nicht bei Kindern anwenden
- Leinsamenwickel (besonders angenehm bei schmerzenden Nasennebenhöhlen)
- Warme Kamillensäckchen haben eine ähnliche Wirkung
- Legen Sie am Abend eine aufgeschnittene Zwiebel neben das Bett, die entweichenden ätherischen Öle der Zwiebel helfen, besser durchatmen zu können – auch bei Kindern ist das gut anwendbar, stellen

Sie die Zwiebel aber nicht zu nahe ans Bett, die Öle sind scharf und können in den Augen brennen.
- Wie auch zum Beispiel bei beginnendem Infekt und bei Ohrenschmerzen empfohlen, die „erste Erste Hilfe": nehmen Sie ein ansteigendes Fußbad oder, wenn es Ihnen insgesamt auch vom Kreislauf her gut geht, ein heißes, eventuell auch temperaturansteigendes Vollbad.
- Falls es Ihnen angenehm ist (und nur dann!), können Sie mit Rotlicht das Gesicht bestrahlen – ca. 10 min täglich, Abstand ca. 50 cm.
- Versuchen Sie, das Raumklima zu verbessern (hängen Sie zum Beispiel ein nasses Handtuch im Schlafzimmer auf, eventuell mit ein paar Tropfen Lavendelöl)
- Eine Inhalation mit einer Apfelessig/Wassermischung (1:1) kann angenehm sein, Sie können auch eine Nasendusche (s.allgem.Teil) oder zumindest Meersalznasentropfen verwenden.

Kräuter

- Inhalation mit heißem Salzwasser (1 Esslöffel Meersalz auf 1 Liter Wasser) eventuell 2-3 Tropfen Lavendelöl, Teebaumöl oder eine Tasse Kamillentee hinzufügen. Die Durchführung von Inhalationen finden Sie im allgemeinen Teil.
- Fertige Kräutertinkturmischungen aus der Apotheke mit Eisenkraut, Enzian, Schlüsselblume,...
- Holunderbeerensirup aus der Apotheke
- Sirup aus schwarzen Johannisbeeren – gibt es ebenfalls in der Apotheke
- zwei bis drei Mal täglich einen Teelöffel mit frisch geriebenem Ingwer vermengen und einnehmen

Tee: nach Basisrezept
     Goldrute
     Holunderblüten
     Katzenminze
     Schafgarbe
     Ysop

Eine bewährte Schnupfenteemischung, die auch Kinder gerne trinken:

Holunderblüten	20 g
Hagebutten	20 g
Melisse	10 g
Thymian	10 g
Zitronen- oder Orangensaft	

Zubereitung: einen Teelöffel mit 1/4 Liter kochendem Wasser aufgießen, 5-8 Minuten ziehen lassen

Echinacea (Sonnenhut) 3x10 Tropfen auch schon bei Ansteckungsgefahr
Umckaloabo (Kapgeranie) 3x10-15 Tropfen

 ## Akupunktmassage

Bitte lesen Sie die genaue Lage der einzelnen Akupunkturpunkte im allgemeinen Teil unter „Akupunktmassage" nach, hier sind zur leichteren Auffindung die empfohlenen Punkte im Überblick eingezeichnet:

Di 4, Di 20, G 20, M 36, Yintang

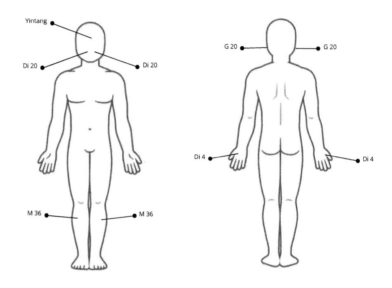

 ## Ernährung

Verwenden Sie Kren/Meerrettich – probieren Sie es aus – das öffnet die Atemwege und trinken Sie genug, so kann sich der Schleim besser lösen

TCM-Tipp

Öffnen Sie Ihre Nase mit aromatischen Kräutern, Gewürzen, Aromen. Meiden Sie für ein paar Tage alle Milchprodukte und Obstsäfte, das beinhaltet auch Kaffee mit Milch und Joghurt. Alternativen wie Sojajoghurt und andere alternative Milchprodukte sollten ebenfalls gemieden werden, da sie im Körper ähnlich wirken.

Schnupfen, Nasennebenhöhlenentzündung (Sinusitis)

Yogatherapie s. allgemeiner Teil

Vorbeuge sitzend	Baum	Berg
Paschimottanasana	Vrksasana	Urdhva Hastasana

Wechselatmung – Nadi Shodana
Nasendusche – Jala Neti

Weitere Tipps

Qi Gong- Nasenübung:
Beide Zeigefinger an der Nase entlang auf und abreiben – 1-2 Minuten, dabei durch die Nase weiteratmen.

In der Hildegardmedizin wird Pelargonie verwendet, und zwar in der sogenannten „Pelargonimischung", bestehend aus Pelargonie, Bertram und Muskat. Als Spray eingesetzt verbreitet sie angenehmen befreienden Duft, der bei Schnupfen sehr gut hilft, die Atemwege zu öffnen.

Nahrungsmittelergänzungen:
Vitamin C
Zink

Sodbrennen

Allgemeines

Es gibt verschiedenste Ursachen für Sodbrennen – nicht nur der Rückfluss der Magensäure aus dem Magen – ein sogenannter Reflux – kann dahinter stecken, sondern auch eine ernährungs- oder lebensstilbedingte erhöhte Säurebelastung allgemein kann dafür verantwortlich sein, zum Beispiel ein hoher Konsum von Kaffee, Alkohol, Energydrinks, Zucker, Nikotin.

Auch im letzten Drittel einer Schwangerschaft ist durch den Druck des Babys nach oben ein erhöhtes Risiko für Sodbrennen gegeben, ebenso wie bei Übergewicht.

Wenn das Sodbrennen häufig oder regelmäßig auftritt oder mit anderen Beschwerden wie Schluckbeschwerden, Gewichtsverlust oder Erbrechen verbunden ist, gehen Sie bitte zu Ihrer Ärztin!

Wickel, Anwendungen s. allgemeiner Teil

- Oberbauchwickel: warme oder heiße Kompressen mit Kamillen- oder Lavendeltee oder -öl
- wie schon beim Thema Magenbeschwerden erwähnt, empfehle ich Ihnen, eine sogenannte „Rollkur" zu versuchen: Eine Rollkur findet im Liegen statt, am besten morgens im Bett. Führen Sie sie eine Woche lang folgendermaßen konsequent durch: Trinken Sie ca. 1/4 Liter Kamillentee oder Käsepappeltee und legen Sie sich dann fünf Minuten lang auf Ihre linke Körperseite – drehen Sie sich anschließend fünf Minuten auf die rechte Seite, dann fünf Minuten auf den Rücken und schließlich fünf Minuten auf den Bauch.
- Kieselgel aus der Apotheke oder Drogerie
- Aloe Vera Gel zwischen den Mahlzeiten – verwenden Sie idealerweise ein Gel hoher Qualität (das heißt mit einem sehr hohen Prozentanteil Aloe Vera – über 90%)

Kräuter

Tees: nach Basisrezept
        Enzianwurzel
        Tausendguldenkraut
        Wermutblätter
        diese drei Kräuter sind sehr bitter – vorsichtig dosieren und nicht zu lange einnehmen!

Anis	Himbeerblätter
Brombeerblätter	Ingwer
Eibisch	Kamille
Eichenrinde	Melisse
Fenchel	Schafgarbe

Teemischung bei Sodbrennen

Gänsefingerkraut	25 g
Schafgarbe	10 g
Kamille	10 g
Melisse	10 g

Zubereitung: einen TL Tee auf 1/4 Liter kochendes Wasser, zehn Minuten ziehen lassen, drei Tassen täglich oder bei **Bedarf** trinken

Akupunktmassage

Bitte lesen Sie die genaue Lage der einzelnen Akupunkturpunkte im allgemeinen Teil unter „Akupunktmassage" nach, hier sind zur leichteren Auffindung die empfohlenen Punkte im Überblick eingezeichnet:

M 36, P 6

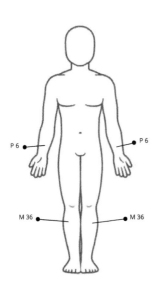

Ernährung

Bei Sodbrennen hat es sich bewährt, die Mahlzeiten auf kleinere Portionen aufzuteilen und dafür mehrmals täglich zu essen. Wichtig ist es auch, abends – vor allem beim erwähnten Reflux – spätestens drei Stunden vor dem Schlafengehen nichts mehr zu essen.

Vermeiden Sie zu viel und vor allem zu heißen Kaffee und Schwarztee, Cola, Alkohol, Energydrinks, Zigaretten, Schokolade, Zucker, fette, stark gewürzte Speisen, kohlensäurehaltige Getränke.

Günstig sind Kartoffeln, Reis, gedünstetes Gemüse – Gemüsesuppen, Hafer- oder Dinkelschleimsuppen. Gewürze, die die Verdauung fördern, wie zum Beispiel Anis, Fenchel, Kümmel sind ebenfalls empfehlenswert.

Einen Esslöffel Leinsamen vor dem Essen in ca. 1/8 Liter Wasser einweichen und ca. 1/2 Stunde vor den Mahlzeiten einnehmen

Heilerde: einen Teelöffel in 1/8 Liter lauwarmes Wasser einrühren und trinken, hier empfehle ich Ihnen – auch wenn Sie den Geschmack nicht mögen – nicht, auf Kapseln auszuweichen, sondern wirklich Heilerde pur zu verwenden

Wie erwähnt ist gerade in der Schwangerschaft das Sodbrennen ein häufiges Problem: einen Versuch sind folgende Lebensmittel wert:
ein paar geschälte Mandeln, Haselnüsse, Sonnenblumenkerne gut kauen- Haferflocken kauen, Bananen, Papaya

TCM-Tipp

Kuzu s. Magenprobleme und Blähungen
Anwendung: Verrühren Sie einen Teelöffel Kuzu mit ca. 1/8 Liter kaltem Wasser, kochen Sie ihn ganz kurz auf, fügen sofort ein wenig kaltes Wasser dazu, um eine passende Trinktemperatur zu erreichen, und trinken Sie ihn gleich – 1-3x täglich vor den Mahlzeiten

Yogatherapie s. allgemeiner Teil

Berg
Urdhva Hastasana

Kobra
Bhujangasana

Heuschrecke
Shalabhasana

Meditation: Magen

Weitere Tipps

Auch hier möchte ich Sie vor allem auf Entspannungsverfahren hinweisen, denn unbewältigter Stress ist besonders für den Magen ein klassischer krankmachender Faktor.
Denken Sie also auch hier bitte an autogenes Training oder Meditation.

Hildegard von Bingen empfahl vor allem die Verwendung von Fenchelkraut und Fenchelsamen

Stellen Sie Ihr Bett am Kopfende hoch, und zwar das ganze Bett, nicht nur den flexiblen Kopfteil: am Kopfende mittels eines Kantholzes oder Ähnlichem um ca. fünf bis zehn Zentimeter höher stellen, um den Rückfluss von Magensäure aus dem Magen in die Speiseröhre nachts zu verhindern

Querverweise

- Magenprobleme
- Blähungen, Darmprobleme
- Nervosität, Unruhe, Anspannung

Sonnenschutz, Sonnenbrand

Allgemeines

So dringend wir die Sonne für unser seelisches Gleichgewicht, aber auch für die Produktion von Vitamin D brauchen, so wichtig ist es auch, für geeigneten Sonnenschutz zu sorgen.
Gerade im Sommer ist ein Schutz vor intensiver Sonneneinstrahlung von großer Wichtigkeit. Achten Sie auf einen hohen Sonnenschutzfaktor und meiden Sie vor allem in den Mittagsstunden den Aufenthalt in der prallen Sonne, um Ihre Haut vor Schäden zu schützen.
Sonnenbrand kann einen Risikofaktor für das Auftreten von Hautkrebs bedeuten.
In den Wintermonaten ist es nicht nur bei Babys notwendig, Vitamin D zuzuführen, auch beim Erwachsenen ist in unseren Breiten Vitamin-D-Mangel ein häufiges Phänomen.

Ihre Ärztin kann im Labor Ihren Vitamin-D-Spiegel im Blut bestimmen lassen

Wickel, Anwendungen s. allgemeiner Teil

- kalte Kompressen mit feuchten (Bade)Tüchern
- kühle Bäder
- Apfelessig pur – probieren Sie es aus, der Essig brennt weniger als erwartet
- Vollbad mit Zusatz von ca. 1/8 - 1/4 Liter Apfelessig
- 50 ml Apfelessig mit zwei Esslöffeln Orangenblütenwasser vermischen und auftragen
- Brennnesselteeumschläge
- Joghurt oder Buttermilch auftragen (nicht bei Milchallergie)
- Tomatenscheiben, Gurkenscheiben oder Erdbeeren auflegen
- Topfen/Quarkwickel (nicht bei Milchallergie)
- Vollbad mit Zusatz von ca. 1/8 - 1/4 Liter Apfelessig
- Johanniskrautöl
- Kokosöl
- Aloe vera – Sie können das „Fleisch" der Aloepflanze direkt verwenden, es gibt aber auch Aloe-vera-Gel in der Apotheke oder im Bioladen. Achten Sie auf wirklich gute Qualität ohne Geschmackszusätze und einen hohen Prozentgehalt (über 90%). Bewahren Sie das Aloe vera-Gel im Kühlschrank auf, das verstärkt den angenehm kühlenden Effekt.

Ernährung

Karottensaft und Mango

TCM-Tipp

Verwenden Sie kühlende Nahrungsmittel wie Gurken oder Wassermelonen, da die Sonneneinstrahlung eine erwärmende Wirkung auf den ganzen Organismus hat. Aus diesem Grunde sollten heiße, trocknende und scharfe Nahrungsmittel gemieden werden.
In der Tabelle im allgemeinen Teil finden Sie genaue Beschreibungen betreffend Nahrungsmittelqualitäten.

Verletzungen, Muskelkater, Blutergüsse

Allgemeines

Stumpfe Verletzungen sind definitionsgemäß Verletzungen, bei denen kein Blut austritt, zum Beispiel Verstauchungen, Prellungen, Zerrungen.
Behandeln Sie anfangs mit kühlen bis kalten Anwendungen, um ein Anschwellen des entsprechenden Körperteils zu verhindern

Anhaltende Schmerzen oder Bewegungseinschränkungen auf jeden Fall von Ihrem Arzt abklären lassen und – Achtung: bei offenen Verletzungen an Tetanusimpfschutz denken! – falls kein Impfschutz besteht, sollte dieser aufgefrischt werden. Besprechen Sie spontan, also ohne nachvollziehbaren Grund auftretende blaue Flecken bitte auch mit Ihrem Arzt.
Offene Wunden: reinigen, desinfizieren und mit sterilem Material abdecken

Wickel, Anwendungen s. allgemeiner Teil

bei frischen stumpfen Gelenksverletzungen – zum Beispiel Verstauchungen oder Verrenkungen - in den ersten Tagen:

- Alkohol-, Schnapswickel
- Arnikawickel
- Basisches Vollbad nach dem Sport (in Drogerie oder Apotheke erhältlich)
- Beinwellwickel
- Eisauflagen: Vorsicht, immer eine Stoffschicht zwischen Eis und Haut legen, um Erfrierungen zu verhindern und nur kurz – ca. 10 Minuten – anwenden!
- Heilerdeauflagen, Meeresschlickbandagen (im Handel erhältlich)
- Tonwickel (kühlenden Ton um das verletzte Gelenk legen)
- Topfenwickel
- Zitronenwickel
- Johanniskrautöl
- Schafgarbenumschläge und Schafgarbentee (diese Empfehlung kommt aus der Hildegardmedizin)
- Palmieren

später und bei Muskelkater

- Aconitölmassagen (Achtung - häufig nicht günstig für Patienten, die sich in homöopathischer Behandlung befinden: Aconitöl wird meist mit Kampfer angereichert und kann dadurch möglicherweise eine homöopathische Behandlung stören)

- Arnikasalbe
- Auflagen mit Arnikatinktur 1:10 verdünnt
- Auflagen mit Hamamelistinktur (einen Teelöffel Tinktur und einen Teelöffel Wasser als kalte Kompresse)
- Ringelblumensalbe

Eine Einreibung, die oft sehr angenehm und hilfreich ist:
Arnikablütentinktur   20 g
Beinwelltinktur   20 g

Zubereitung: die beiden Tinkturen mischen, einen Teelöffel auf ca. 200 ml Wasser, ein Tuch damit tränken und auf den verletzten Bereich auflegen, Temperatur je nach Bedürfnis des Verletzten

---

Kräuter

 Ein Rezept für einen schmerzlindernden Tee bei Verletzungen:

Gänsefingerkraut   25 g
Weidenrinde   25 g

Zubereitung: einen Teelöffel der Mischung mit 1/4 Liter kochendem Wasser aufgießen, fünf Minuten ziehen lassen, drei Tassen täglich trinken.

Weitere Tipps

Auch hier möchte ich Ihnen Hinweise auf bewährte homöopathische Unterstützung geben:

Bei Verletzungen Arnica C 30, 1x täglich 5 Kügelchen über 1 Woche, bei länger bestehenden Schmerzen kann Hypericum C12, 1x täglich 5 Kügelchen über ca. 2 Wochen hilfreich sein.

Und DAS Zaubermittel bei Blutergüssen: Ledum C 12 Kügelchen, 1x täglich 5 Kügelchen über ca. 2 Wochen.

Verstopfung

Allgemeines

Hier beziehe ich mich vor allem auf die chronische, hartnäckige Verstopfung, die durch unzureichende Darmtätigkeit entsteht.
Wesentlich ist auch bei Verstopfung regelmäßige Bewegung (auch und vor allem in der Schwangerschaft), um das Verdauungssystem zu aktivieren. Der andere Faktor, den ich Ihnen auch hier ans Herz legen möchte, ist wieder einmal – Entspannung. Stress ist auch hier ein ganz wesentlicher Faktor, der dazu beitragen kann, das ganze Verdauungssystem lahm zu legen. Nehmen Sie sich Zeit, Ihren Darm regelmäßig zu entleeren. Regelmäßige Ernährung – regelmäßige Verdauung lautet die Devise. Im Kapitel Nervosität haben wir Ihnen mehrere Methoden beschrieben, wie Sie der Entspannung einen Schritt näher kommen können.

Verwenden Sie nach Möglichkeit keine Abführmittel, diese können die Situation langfristig verschlechtern. Lassen Sie sich von Ihrer Ärztin untersuchen, wenn keine Besserung auftritt.
Auch eine ärztliche Behandlung mit Hilfe verschiedener Darmbakterien kann hilfreich sein.

Wickel, Anwendungen s. allgemeiner Teil

- Dampfkompressen
- heiße Bauchwickel
- heiße Rolle auf den Bauch
- Leberwickel: warmer Bauchwickel im rechten Oberbauch
- Baucheinreibung mit warmem Öl mit Zusatz von Fenchel-, Kümmel-, Kamillenöl

Kräuter

„Triphala":
ein sehr bewährtes Entgiftungsmittel aus der ayurvedischen Medizin, nicht nur bei Verstopfung hilfreich, sondern auch bei Übelkeit und Blähungen. Triphala ist eine Mischung aus drei Früchten und ist als Pulver, aber auch in Tabletten gepresst erhältlich, insbesondere im ayurvedischen Fachhandel.
Bei Verwendung des Pulvers lösen Sie ca. einen Teelöffel davon in ca. 1/8 Liter Wasser auf und trinken es ein Mal täglich.
Bei den Tabletten nehmen Sie ca. fünf Stück davon und nehmen sie abends vor dem Schlafengehen in reichlich Wasser ein.

Tee zur Unterstützung des Darmes:

Hibiskusblüten	20 g
Holunderblüten	20 g
Hagebuttenfrüchte	20 g
Eibischwurzel	20 g

Zubereitung: vor dem Schlafengehen zwei Teelöffel mit 1/2 Liter kochendem Wasser aufgießen, ca. zehn Minuten ziehen lassen und trinken

Tees nach Basisrezept aus
- Brennessel
- Eibischwurzel
- Faulbaumrinde
- Holunderblüten
- Ingwer
- Kümmel
- Löwenzahn
- Rhabarberwurzel

Fenchel – in der Hildegardmedizin wird Fenchel auch in Form von Tabletten verabreicht – eine gute und unkomplizierte Option auch für unterwegs.

Sennesblätter und –früchte: kurzfristig, diese nicht über längere Zeit regelmäßig verwenden, da das die Situation langfristig verschlechtern kann.

 Abführender Tee:

Löwenzahnwurzel	20 g
Gänsefingerkraut	20 g
Kümmelsamen	15 g
Fenchelsamen	15 g
Pfefferminze	20 g

Zubereitung: einen Teelöffel auf 1/4 Liter kochendes Wasser, 5-8 Minuten ziehen lassen, abgießen, zwei Tassen täglich trinken

Yogatherapie s. allgemeiner Teil

Wie bei den meisten verdauungsstärkenden Übungen gilt es hier, Oberkörper und Oberschenkel nahe zusammen zu bringen und sich dabei zu drehen.

Hocke - die betende Ente
Malasana

Kind
Balasana

Drehsessel
Utkatasana + Variation

Atemübung – Essenz des Feuers - Agni sara

Akupunktmassage

Bitte lesen Sie die genaue Lage der einzelnen Akupunkturpunkte im allgemeinen Teil unter „Akupunktmassage" nach, hier sind zur leichteren Auffindung die empfohlenen Punkte im Überblick eingezeichnet:

Di 4, M 25, M 36, MP 6, Le 3, KG 4, Di 10, B 25

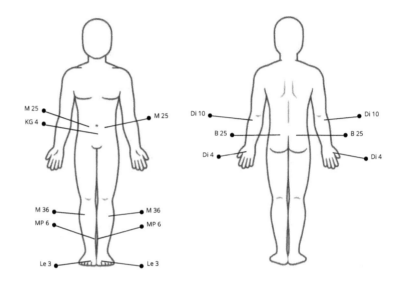

 ## Ernährung

Wie schon oben erwähnt, ist es wichtig, ballaststoffreiche Nahrung zu sich zu nehmen, am besten Vollwertkost, viel Obst und Gemüse sowie eine ausreichende Trinkmenge (normalerweise mindestens 2 Liter täglich)!

Zum Kochen verdauungsfördernde Gewürze verwenden – Anis, Fenchel, Kümmel, Dill, Estragon, Kamille, Lorbeer, Oregano, Majoran, Kardamom, Zimt.

Genug trinken: 2-3 Liter Flüssigkeit täglich, idealerweise Wasser.

Nehmen Sie täglich einen Esslöffel Leinsamen oder Flohsamen ein, am besten in Wasser eingeweicht.
Wenn Ihnen die Konsistenz unangenehm ist, können Sie die Samen auch trocken einnehmen – ob im Ganzen oder geschrotet, ist nicht so wichtig, wesentlich ist es aber, genug Wasser dazu zu trinken.

Einen Esslöffel Weizenkeime täglich einnehmen, zum Beispiel in Joghurt.
In Wasser eingeweichte Dörrzwetschken, ev. mit 1-2 Esslöffeln Leinsamen - auch dazu genug Wasser trinken!

Beeren (Himbeeren, Stachelbeeren) Rhabarber, Weintrauben, Rosinen, Melone, Feigen, Oliven, Orangen, Kiwi, Birnen, Papayafruchtmus (gibt es auch als Fertigpräparat in der Apotheke), Ribiselmarmelade (Johannisbeerkonfitüre)

Morgens ein Glas warmes Wasser mit einem Esslöffel Apfelessig oder Zitrone und einem Teelöffel Honig trinken

Aloe vera ist als hochprozentiges Gel in Apotheke oder Bioladen erhältlich. Achten Sie auf hohe Qualität: biologischer Anbau, keine Geschmackszusätze!, mindestens 90% Aloe-Gehalt. Täglich morgens ein kleines Gläschen kann dem Darm ausgesprochen gut tun.

TCM-Tipp

„Darmbesen":
Ein Drittel Leinsamen, ein Drittel Chiasamen und ein Drittel Flohsamenschalen – mit doppelter Menge Wasser oder einer pflanzlichen Milch (z.B. Mandelmilch) über Nacht stehen lassen. Morgens mit ein paar Beeren oder einem Apfel vermengen und genießen

Greifen Sie zu befeuchtenden Nahrungsmitteln und beobachten Sie, ob es dadurch zu einer Besserung kommt. Wir empfehlen auch nachmittags Obst-Kompott, evtl. kurz gekochten Rhabarber, möglichst zuckerarm

Congee, Reisschleim mit Mandelmus, Birnensaft, Nüssen

Weitere Tipps

Bauchmassagen: massieren Sie sich selbst Ihren Bauch im Uhrzeigersinn: beginnen Sie im rechten Unterbauch, massieren Sie dann nach oben Richtung Brustkorb, in Höhe des Magens nach links und von hier wieder nach unten zum linken Unterbauch, wiederum quer nach rechts und so weiter.

Querverweise

- Nervosität, Unruhezustand
- Durchfall
- Magen-Darmprobleme
- Blähungen
- Wechselbeschwerden

Wechselbeschwerden (Klimakterium)

Allgemeines

Für viele Frauen ist die hormonelle Umstellungsphase im Wechsel eine schwierige Zeit. Häufig kommt es zu Schlafstörungen, Hitzewallungen, Stimmungsschwankungen, Erschöpfung, Blasenschwäche, Herzrasen, Gewichtszunahme und anderen Beschwerden.

Auch hier ist einer der Schlüsselfaktoren regelmäßige Bewegung – für allgemeines Wohlbefinden und als Vorbeugung gegen Osteoporose.

Zumeist ist es möglich, ohne die Verwendung synthetisch hergestellter Hormone den Wechsel zu erleben, sollte eine Unterstützung in dieser Lebensphase notwendig erscheinen, so kann man oft auf pflanzliche Substanzen zurückgreifen.

Erste Hilfe: es mag etwas seltsam klingen, aber das Hausmittel der ersten Wahl ist ein..... Fächer. Probieren Sie es aus, ein Fächer ist eine unkomplizierte spontane Unterstützung bei Hitzeschüben.

Wickel, Anwendungen s. allgemeiner Teil

- Moorpackungen und -bäder
- heiße Bauchwickel
- heiße Rolle im Bauchbereich
- Wadenwickel nach Kneipp

Kräuter

Tees (nach Basisrezept):
Allgemein:
        Frauenmantel
        Johanniskraut
        Mönchspfeffer
        Rhabarberwurzel
        Rotklee
Insbesondere bei Schlaflosigkeit:
        Baldrian
        Lavendel
        Melisse
        Passionsblume

Wechselbeschwerden (Klimakterium)

Vor allem bei Stimmungsschwankungen:
> Johanniskrauttee

Sehr gut gegen Schweißausbrüche:
> Salbeitee

Baldriantropfen

Achtung, auch sogenannte pflanzliche Hormone in Tabletten- oder Kapselform bitte nicht kritiklos oder vorbeugend permanent einnehmen – auch diese können ebenso wie synthetisch hergestellte Hormonpräparate überdosiert werden oder Nebenwirkungen verursachen!

> Ginseng: leistungs- und abwehrsteigernd
> Gelee royale
> Folsäure
> Traubensilberkerze
> Soja
> Rotklee

bei depressiven Verstimmungen:
> Johanniskraut
> Ginseng

  Eine bewährte Teemischung für die Zeit des Wechsels:

Melissenblätter	25 g
Frauenmantelkraut	25 g
Johanniskraut	25 g
Ev. zusätzlich Hopfenzapfen (beruhigende Wirkung)	10 g

Zubereitung: einen Teelöffel auf 1/4 Liter kochendes Wasser, 5-8 Minuten ziehen lassen, abgießen, zwei Tassen täglich trinken

Yogatherapie s. allgemeiner Teil

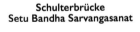

Berg
Urdhva Hastasana

Schulterbrücke
Setu Bandha Sarvangasanat

Knie-zur Brust
Apanasana

Atemübung - Sitali/Sitkari

Akupunktmassage

Bitte lesen Sie die genaue Lage der einzelnen Akupunkturpunkte im allgemeinen Teil unter „Akupunktmassage" nach, hier sind zur leichteren Auffindung die empfohlenen Punkte im Überblick eingezeichnet

H 7, M 36, MP 6, Le 3, B 23

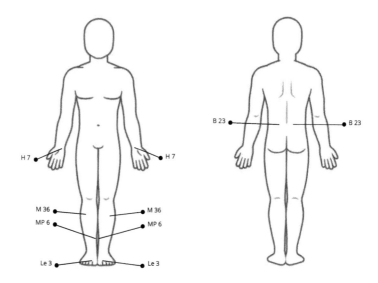

 ## Ernährung

Leinsamen ist nicht nur bei Verdauungsproblemen (Verstopfung) wirkungsvoll, insbesondere der goldene Leinsamen hat auch einen nachweisbaren Effekt auf den Hormonhaushalt. Verwenden Sie 1–2 Esslöffel täglich – Sie können ihn trocken einnehmen und anschließend ein großes Glas Wasser trinken – noch idealer ist es aber, wenn sie ihn in Wasser einweichen.

Verwenden Sie Folsäure- und kalziumhaltige Nahrungsmittel.

TCM-Tipp

Reduzieren Sie heiße, austrocknende Nahrungsmittel und verwenden Sie verstärkt kühlende Lebensmittel. Süßkartoffeln können sehr hilfreich sein. In der Tabelle im allgemeinen Teil des Buches/Ernährung finden Sie eine genaue Aufstellung der Nahrungsmittelwirkungen.

Weitere Tipps

Blasentraining – dafür gibt es CDs mit guten Anleitungen, vielleicht ist es aber auch sinnvoll, eine Physiotherapeutin beizuziehen.

Querverweise

- Schlafstörungen
- Nervosität, Anspannung, Stress

Zähne, Zahnfleischprobleme

Allgemeines

Keine Frage, Zahnschmerzen sind natürlich ein Thema für den Zahnarzt, hier möchte ich Ihnen aber ein paar Erste Hilfe-Möglichkeiten zeigen, um die Zeit bis zum Zahnarztbesuch gut zu nutzen, und außerdem dem Zahnfleisch Gutes zu tun.
Eine Darmsanierung mit Hilfe Ihres Arztes kann hilfreich sein.

Wickel, Anwendungen s. allgemeiner Teil

Bei Zahnschmerzen:
- Gewürznelkentee: drei Nelken auf 1/4 Liter Wasser (Zimmertemperatur), fünf Minuten ziehen lassen, abgießen, damit das Zahnfleisch spülen (am besten zwei Mal täglich), Gewürznelken kauen
- Kälte – also vielleicht eine Eispackung auf der Wange, kann beruhigend wirken, aber natürlich nur, falls es Ihnen angenehm ist
- Nelkenöl: jeweils 1 Tropfen auf die schmerzende Stelle bei Zahnschmerzen

Bei Zahnfleischentzündungen:
- mit Heilerde spülen
- mit Ratanhiatinktur, Myrrhentinktur oder Blutwurztinktur den Mund spülen
- es gibt einen ausgezeichneten „Zahnfleischbalsam" in der Apotheke, der Salbei und Kamille enthält
- Ölziehen (s. allgemeiner Teil)
- Aloe vera-Saft zum Spülen und zur Zahnfleischmassage
- Spülen mit Salbeitee oder Salbei/Kamillenmischung

Bei Aphthen (Bläschen) im Mund:
- mit Zitronensaft spülen
- Zwiebelauflage: eine Zwiebelscheibe auf die Aphthe legen, das mag zwar nicht jedem angenehm sein, aber einen Versuch ist es wert

Tees zum Spülen bei Entzündungsneigung im Mund:
Ringelblumenblüten: 1 TL auf 1/4 Liter kochendes Wasser, 10 Minuten ziehen lassen
Mischung aus Kamille und Salbei zu gleichen Teilen, ebenso zubereiten
Thymian

Akupunktmassage

Bitte lesen Sie die genaue Lage der einzelnen Akupunkturpunkte im allgemeinen Teil unter „Akupunktmassage" nach, hier sind zur leichteren Auffindung die empfohlenen Punkte im Überblick eingezeichnet

Di 4, Di I, G 20, G 41, M 36

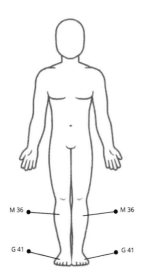
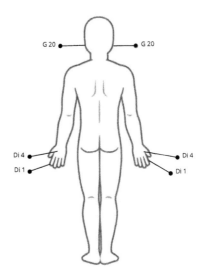

Ernährung

TCM-Tipp

Verwenden Sie bei Zahnfleischentzündungen möglichst keinen Kaffee und keinen Schwarztee. Vermeiden Sie Saures und extrem Süßes oder Scharfes.
Für die kühlende Wirkung sind wiederum Gurke oder Wassermelone zu empfehlen.
Auch eine Reis-Kur kann hilfreiche Wirkung haben (s. allgemeiner Ernährungsteil).

Yogatherapie s. allgemeiner Teil

Atemübung Sitali/Sitkari

Weitere Tipps

aus der Hildegardmedizin:
Lixivum dentale (Rebaschenwein) zur Mundspülung und zur Zahnfleischmassage

Für zahnende Kinder ist es manchmal sehr hilfreich, eine Veilchenwurzel zu kauen – in der Apotheke erhältlich – diese am besten in ein Stofftaschentuch einnähen, damit nicht die Gefahr des Verschluckens besteht, neuerdings gibt es sie auch fertig mit einem durchgezogenen Bändchen zum Festhalten.
Beißring zur Kühlung vor Verwendung in den Kühlschrank legen

Nahrungsmittelergänzungen:
Vitamin C kann bei Zahnfleischentzündungen sehr gut unterstützend wirken, auch als Vitamin C/Zink Lutschtabletten

ANHANG

Reiseapotheke / Erste Hilfe

In diesem Kapitel finden Sie Behandlungsvorschläge, die Sie mit einfachen Hilfsmitteln, die überall erhältlich sind, problemlos durchführen können.

Bindehautentzündung: s. Kapitel Augenbeschwerden
Mehrmals täglich Auflagen mit Augentrosttee oder auch schwarzem Tee (Teebeutel ausdrücken und auflegen)

Blutergüsse, blaue Flecken: s. Kapitel Verletzungen
Arnikatinktur 1:10 verdünnen und Umschläge auf die Verletzung auflegen – nicht auf offene Wunden! Auch eine möglichst hochprozentige (bis 30%) Arnikasalbe ist eine gute Lösung.
Im Notfall reicht hier für einen Wickel auch jeder andere hochprozentige Alkohol aus dem Supermarkt.

Fieber: s. Kapitel Fieber
Wadenwickel
Zwiebelsocken

Durchfall: s. Kapitel Durchfall
Heidelbeerblättertee, getrocknete Heidelbeeren oder Preiselbeeren kauen
Eichenrindentee
Gänsefingerkrauttee
Kohletabletten
Heilerde
Reisschleim
Ersatz der verlorenen Mineralstoffe: besonders für Säuglinge oder Kleinkinder ev. Elektrolytmischungen auf Reisen mitnehmen

Insektenstiche: s. Kapitel Insektenstiche
Eventuell vorbeugend ein Vitamin-B-Präparat einnehmen, Lavendelöl zur Vorbeugung im Raum verteilen,
Auf Insektenstiche sofort Zwiebel-, rohe Kartoffelscheiben oder Spitzwegerichblätter auflegen, später Aloe vera-Gel (möglichst pur) auftragen

Nasenbluten:
Ein kaltes Tuch oder einen kalten Gegenstand in den Nacken legen
Den Punkt Di 4 (beidseits), jeweils ca. 30 Sekunden drücken, mehrmals wiederholen

Reiseübelkeit:
> Akupunktmassage P 6, M 36 und H 7 zur Beruhigung, Ingwerwurzeltee (ca. fünf Scheiben frischen Ingwer mit ½ Liter Wasser aufkochen) ev. mit Zitrone zubereiten, auch Ingwerteebeutel sind gut, oder – gerade auf Reisen – einfacher: Ingwerkapseln
> „Seaband": ein Armband, das beim Tragen den Akupunkturpunkt P 6 aktiviert (in Apotheken erhältlich)
> Zitronenscheiben lutschen

Schlaflosigkeit: s. Kapitel Schlaflosigkeit
> Lavendelöl auf das Kopfkissen oder in eine Duftlampe geben

Schnupfen, Nasennebenhöhlenentzündung: s. Kapitel Schnupfen
> Leinsamenwickel

Sonnenbrand: s. Kapitel Sonnenbrand
> Buttermilch oder Joghurt auftragen, eventuell Tomatenscheiben auflegen,
> Apfelessig ins Vollbad geben

Verbrennungen:
> Kaltes Wasser darüber rinnen lassen, steril abdecken, Arzt oder Ambulanz aufsuchen

Verletzungen: s. Kapitel Verletzungen
> Sterile Verbände, Arzt oder Ambulanz aufsuchen
> Arnika C30 oder D30 homöopathische Globuli ein Mal täglich über 5 Tage einnehmen

Verstopfung: s. Kapitel Verstopfung
> Morgens vor dem Frühstück ein Glas Wasser trinken
> Getreideschrot, Leinsamen oder Flohsamen mit viel Flüssigkeit einnehmen
> Getrocknete Pflaumen über Nacht einweichen und am Morgen essen

Zahnschmerzen: s. Kapitel Zähne
> Den schmerzenden Bereich mit einem Tropfen Nelkenöl einreiben, auch Lavendelöl ist einen Versuch wert

Insgesamt braucht man also nicht viel zusätzlich zur klassischen Reiseapotheke aus der Schulmedizin:

ein Fläschchen Lavendelöl :
Lavendelöl hat verschiedene Wirkungen:
> beruhigend: gut bei Nervosität, Unruhe, Anspannung - ein paar Tropfen auf die Handgelenke auftragen und immer wieder den Duft einatmen
>
> schlaffördernd: bei Schlaflosigkeit ein paar Tropfen auf das Kopfkissen geben
>
> krampflösend: bei Verdauungsproblemen und Menstruationsbeschwerden den Bauch mit ein paar Tropfen einreiben (am besten in ein anderes Öl mischen, hier können Sie sogar Olivenöl aus der Küche verwenden),
>
> hustenreizlindernd: auf einen Brustwickel ein paar Tropfen auftragen,
>
> schmerzlindernd: bei Zahnschmerzen einen Tropfen ins Zahnfleisch einreiben

eine Tube Arnikasalbe, ev. ein Fläschchen Johanniskrautöl:
> nach Insektenstichen
> bei Schmerzen (Rücken, Gelenke)
> bei Muskelkater

... und eine Einkaufsliste für die Reise:
ein paar wirklich hilfreiche Erste-Hilfe-Lebensmittel, die fast überall erhältlich sind:

Deutsch	Englisch	Französisch	Italienisch	Spanisch	Tschechisch	Niederländisch
Essig	vinegar	vinaigre	aceto	vinagre	ocet	azijn
Buttermilch	buttermilk	babeurre	latticello	suero de mantequilla	podmáslí	karnemelk
Ingwer	ginger	gingembre	zenzero	jengibre	zázvor	gember
Joghurt	yogurt	yaourt	yogurt	yogurt	jogurt	yoghurt
Kartoffel	potatoe	pomme de terre	patata	patata	brambor	aardappel
Leinsamen	linseed	graine de lin	seme di lino	linaza	Inená semena	lijnzaad
Tofu	tofu	tofu	tofu	tofu	tofu	tofu
Topfen/Quark	curd cheese	fromage blanc	ricotta	requesón	tvaroh	quark
Wasser	water	eau	acqua	agua	voda	water
Zitrone	lemon	citron	limone	limón	citron	citroen
Zwiebel	onion	oignon	cipolla	cebolla	cibule	ui

Bücher, Vorlesen

Ich empfehle Ihnen hier Buchtitel, die großteils mit Kranksein und Gesundwerden zu tun haben – oder einfach Bücher, die ich gerne mag. Auch die empfehle ich Ihnen gerne, denn wenn man krank ist und Zeit zu lesen oder vorgelesen zu bekommen hat, kann man das ja auch genießen, finde ich.

Corinna Leibig: *Der kleine Bauchweh*, Mabuse-Verlag

Owen Hart, Caroline Pedler: *Der kleine Maulwurf kann nicht schlafen*, Brunnen-Verlag

Janosch: *Ich mach dich gesund, sagte der Bär: Die Geschichte, wie der kleine Tiger einmal krank war*, Beltz&Gelberg-Verlag – und viele andere Bücher über den kleinen Bär und den kleinen Tiger

Christine Nöstlinger: *Anna und die Wut*, Fischer Sauerländer-Verlag

Christine Nöstlinger: *Mini muss ins Krankenhaus*, Dachs-Verlag und viele andere schöne Bücher von Christine Nöstlinger

Zdenek Miler: *Die kranke Ameise*, LeiV-Verlag

Detlev Jöcker: *Wenn das Bärchen Bauchweh hat*, Menschenkinder-Verlag

Folke Tegetthoff: *Hallo Herr Husten, guten Tag, Frau Bauchweh*, Nymphenburger Verlag

Paul Friester, Philippe Goossens: *Heule Eule*, NordSüd-Verlag

Lorenz Pauli, Kathrin Schärer: *Da bist du ja!*, Atlantis-Verlag

Antonie Schneider, Susanne Straßer: *Herr Glück&Frau Unglück*, Thienemann-Verlag

Alexander Steffensmeier: *Lieselotte ist krank*, Fischer Sauerländer Verlag

Ja, das waren vor allem Kinderbücher, die ich gerne mag, es gibt ja nicht nur Kinder, sondern auch Erwachsene, die gerne Kinderbücher lesen.....

Und hier noch ein bisschen was für Erwachsene:

Magnus Heier: *Nocebo – Wer`s glaubt wird krank: Gesund trotz Gentests, Beipackzetteln und Röntgenbildern*, S. Hirzel Verlag

Alles Gute für die Genesung, Herbig-Verlag

Josef Moritz: *Burn ohne out,* Verlag Anton Pustet

Ainsley und Matthew Johnstone: *Mit dem schwarzen Hund leben*, Verlag Antje Kunstmann (hier geht es um den Umgang mit depressiven Erkrankungen)

David Servan-Schreiber: *Die neue Medizin der Emotionen – gesund werden ohne Medikamente,* Goldmann Verlag

Ganz wunderbar für Kranke sind auch Bildbände – für diese nimmt man sich sonst oft nicht die Zeit und es erfordert nicht viel Konzentration, hier gilt es nicht, einen bestimmten mehr oder weniger schwierigen Inhalt Zeile für Zeile nachzuvollziehen.

Index

A

Ackerschachtelhalm 37
Adho Mukha Svanasana 56
Agni Sara 53
Akupunktmassage 40, 78, 82, 88, 92, 98,
　　　100, 103, 106, 110, 114, 119,
　　　124, 128, 132, 137, 143, 148,
　　　153, 157, 161, 166, 170, 173,
　　　182, 186, 189
　3E 45
　3E5 45
　B 43
　B 2 43
　B 10 43
　B 13 43
　B 23 43
　B 25 45
　B 60 45
　B 67 45
　Beckenuhr 50
　Blasenmeridian 43
　Di 41
　Di 1 41
　Di 4 41
　Di 10 41
　Di 20 41
　Dickdarmmeridian 41
　Dreifacher Erwärmer-Meridian 45
　G 41
　G 20 41
　G 34 41
　G 41 41
　Gallenblasenmeridian 41
　H 45
　H 7 45
　Herzmeridian 45
　KG 46
　KG 4 46
　KG 12 46
　Konzeptionsgefäß 46
　Le 43
　Le 3 43
　Lebermeridian 43
　Lenkergefäß 46
　LG 46
　LG 20 46
　M 43
　M 25 43
　M 36 43
　Magenmeridian 43
　Milz-Pankreas-Meridian 45
　MP 45
　MP 6 45
　N 46
　N 3 46
　Nierenmeridian 46
　P 45
　P 6 45
　Perikardmeridian 45
　Taiyang 46
　Yintang 47
Alexandertechnik 48
　Schulter-Pinsel 48
Alkoholwickel 11, 21
Allergien 71, 77
　Histaminintoleranz 72
　Hühnerei-Allergie 71
　Kreuzallergien 72, 73
　Milch-Allergie 71
　Weizen-Allergie 71
Anahatasana 55
Anis 33
ansteigendes Fußbad 11
Ansteigendes Fußbad 17
Apanasana 57
Ardha Matsyendrasana 55
Armbad 11
Armbad nach Kneipp 17
Arnika 33
Arnikawickel 11, 21
Atemübung - Agni Sara 53
Atemübung - Sitali/Sitkari 53
Augenbeschwerden 82
Augentrost 33
Augentrostauflagen 11, 21
Autogenes Training 49
Ayurveda 80

B

B 43
B 2 43
B 10 43
B 13 43
B 23 43
B 25 45
B 60 45
B 67 45
Bäder 10, 14
　Bäder mit Kräuterzusätzen 14
　Eichenrindenbad 102
　Ölbäder 14, 146
Balasana 57
Baldrian 33
Bärentraube 33
Bauch-Hirn-Achse - das Mikrobiom 67
Baum - Vrksasana 54
Beckenuhr 50
Beinwell 33
Beinwellauflagen 11, 22
Berg - Urdhva Hastasana 54

Bhujangasana 58
Bienenwachswickel 11, 22
Blähungen 85
Blasenentzündung 108
Blasenmeridian 43
Blutergüsse 178
Blutwurz 37
Brennessel 33
Bücher, Vorlesen 195

C

Chakravakasana 57
Congee 70

D

Darmbesen 103, 183
Di 41
Di 1 41
Di 4 41
Di 10 41
Di 20 41
Dickdarmmeridian 41
Drehsessel - Utkatasana Variation 54
Drehsitz - Ardha Matsyendrasana 55
Dreieck - Trikonasana 55
Dreifacher Erwärmer-Meridian 45
Durchfall 91

E

Eibisch 33
Eichenrinde 33
Eichenrindenbad 102
Eigenbluttherapie 10, 15
Eisenkraut 33
Eiswickel 11, 23
Eka Pada Rajakapotasana 61
Emotionen und Essen 68
Entspannungsmethoden 48
Enzian 33
Erkältung 95
Ernährung 63, 79, 88, 93, 97, 101, 103, 107, 110, 115, 119, 123, 127, 133, 137, 143, 147, 153, 158, 161, 166, 170, 174, 177, 182, 186, 189
    Bauch-Hirn-Achse - das Mikrobiom 67
    Congee 70
    Emotionen und Essen 68
    Ernährungstagebuch 74
    Hühnersuppe 75, 97
    Hühnersuppe „Lungen-Spezial" 115
    Pausen - intermittierendes Fasten 66
    Reis-Tage 69
    Traditionelle Chinesische Medizin (TCM) 63
Ernährungstagebuch 74
Essig"patscherl", -socken 23

Essigwickel 11

F

Fasten 66
Feldenkrais 49
    Beckenuhr 50
Fenchel 34
Feuchtwarme bis -heiße Wickel 23
Fieber 99
Frauenmantel 34

G

G 41
G 20 41
G 34 41
G 41 41
Gallenblasenmeridian 41
Gänsefingerkraut 34
Gelenksbeschwerden 155
Goldrute 34
grüner Hafer 34
Gurgelmischung 96, 105
Gute-Genesung-Spezialmischung 1 146
Gute-Genesung-Spezialmischung 2: 146
Gymnastische Übungen 50

H

H 45
H 7 45
Hafer- oder Dinkelschleimsuppe 138
Hagebutte 34
Halsschmerzen 105
Hämorrhoiden 102
Harnwegsinfekt 108
Heilerde 89, 174
Heilerde- oder Lehmwickel 24
Heilerdewickel 11
heiße Rolle 12
Heiße Rolle 24
heiße Wickel 11
Herzgespann 34
Herzmeridian 45
Herzposition - Anahatasana 55
Heublumenpackung 12
Heublumenpackung, - dampfbad 25
Heuschnupfen 77, 80
Heuschrecke - Shalabhasana 56
Hildegardmedizin 89, 116, 139, 153, 157, 171, 175, 181, 190
„Hirschzungen"elixier 116
Hirtentäschelkraut 34
Histaminintoleranz 72
Hocke - die betende Ente - Malasana 56
Holunderblüten 34
Homöopathie 119, 179
Hopfen 34

Hühnerei-Allergie 71
Hühnersuppe 75, 97
Hühnersuppe „Lungen-Spezial" 115
Hund - Adho Mukha Svanasana 56
Husten 111

I

Ingwer 34
Ingwerkompressen 25
Ingwertee 38, 87, 168
Inhalation 10, 16
Insektenstiche 117
intermittierendes Fasten 66
Isländisch Moos 34

J

Jala Neti 60
Johanniskraut 34

K

Kaayen 60
Kalmuswurzel 34
kalte Kompressen 12
Kalte Kompressen 26
Kamille 35
Kardamom 35
Kartoffelwickel 12, 26
Käsepappelblüten 35
Katze - Kuh - Chakravakasana 57
Katzenminze 35
KG 46
KG 4 46
KG 12 46
Kind - Balasana 57
Kirschkernkissen 12, 27
Klimakterium 184
Kneipp'sche Anwendungen 11
Kneipp'sche Anwendungen 17
    Ansteigendes Fußbad 17
    Armbad nach Kneipp 17
    Kneipp'sche Socken 17
    Storchengang 18
    Unterschenkelbad 18
    Wechselbad 18
Kneipp'sche Socken 11, 17
Knie-zur-Brust - Apanasana 57
Kobra - Bhujangasana 58
Kohlwickel 27
Kompressen mit Kräutern 38
Konzeptionsgefäß 46
Kopfmassage mit Öl: 149
Kopfschmerzen 121
Kopfstand - Shirshasana 58
Körperübungen 48, 149
Körperübungen, Entspannungsmethoden 48

Alexandertechnik 48
Autogenes Training 49
Feldenkrais 49
Gymnastische Übungen 50
MBSR 50
Pilates 51
PMR 51
Qi Gong 51
Rückenschule 51
Tai Chi 51
Krampfadern 126
Krankheitsbilder 76
    Allergien 77
    Augenbeschwerden 82
    Blähungen 85
    Blasenentzündung 108
    Durchfall 91
    Erkältung 95
    Fieber 99
    Halsschmerzen 105
    Hämorrhoiden 102
    Harnwegsinfekt 108
    Heuschnupfen 77
    Husten 111
    Insektenstiche 117
    Kopfschmerzen 121
    Krampfadern 126
    Kreislaufprobleme 130
    Magen-Darmprobleme 85
    Magenprobleme 135
    Menstruationsbeschwerden 140
    Nervosität, Unruhe 145
    Ohrenschmerzen 151
    Rheuma, Gelenksbeschwerden 155
    Rückenschmerzen 159
    Schlaflosigkeit 163
    Schnupfen, Sinusitis 168
    Sodbrennen 172
    Sonnenbrand 176
    Spannungszustand, Stress 145
    Verletzungen, Muskelkater, Blutergüsse 178
    Verstopfung 180
    Wechselbeschwerden 184
    Zähne, Zahnfleischprobleme 188
Kräuter 33, 78, 83, 85, 92, 95, 99, 102, 105, 109, 112, 118, 122, 127, 130, 135, 141, 146, 152, 157, 160, 164, 169, 172, 179, 180, 184
    Ackerschachtelhalm 37
    Anis 33
    Arnika 33
    Augentrost 33
    Baldrian 33
    Bärentraube 33
    Beinwell 33
    Blutwurz 37
    Brennessel 33

Index

Eibisch 33
Eichenrinde 33
Eisenkraut 33
Enzian 33
Fenchel 34
Frauenmantel 34
Gänsefingerkraut 34
Goldrute 34
grüner Hafer 34
Hagebutte 34
Herzgespann 34
Hirtentäschelkraut 34
Holunderblüten 34
Hopfen 34
Ingwer 34
Isländisch Moos 34
Johanniskraut 34
Kalmuswurzel 34
Kamille 35
Kardamom 35
Käsepappelblüten 35
Katzenminze 35
Kompressen mit Kräutern 38
Kräuterkissen 38
Kümmel 35
Lavendel 35
Liebstöckel 35
Lindenblüten 35
Löwenzahn 35
Majoran 35
Malve 35
Mariendistel 35
Melisse 35
Mistel 35
Öle 38
Passionsblume 35
Pfefferminze 36
Ringelblume 36
Rosenblüten 36
Rosmarin 36
Rosskastanie 36
Salbei 36
Schafgarbe 36
Sennespflanze 36
Spitzwegerich 36
Stiefmütterchen 36
Süßholz (Lakritze) 36
Tausendguldenkraut 36
Tees 37
Thymian 36
Tormentill 37
Weide 37
Weißdorn 37
Wermut 37
Ysop 37
Zaubernuss 37
Zinnkraut 37
Kräuterkissen 38
Kraut- oder Kohlwickel 12
Krautwickel 27
Kreisende Hände 58
Kreislaufprobleme 130
Kren/Meerrettich-Wickel 12
Krenwickel 27
Kreuzallergien 71, 72, 73
Kriegerin - Virabhadrasana 59
Kümmel 35
Kuzu 89, 174

L

Lavendel 35
Lavendelkompressen 12, 28
Le 43
Le 3 43
Lebensmittelallergien 80
Lebensmittelunverträglichkeiten 80
Lebermeridian 43
Lehm- oder Heilerdewickel 24
Leinsamenwickel 12, 28
Lenkergefäß 46
LG 46
LG 20 46
Liebstöckel 35
Liegende Winkelhaltg - Supta Konasana 59
Lindenblüten 35
Löwenzahn 35

M

M 43
M 25 43
M 36 43
Magen-Darmprobleme 85
Magenmeridian 43
Magenprobleme 135
Majoran 35
Malasana 56
Malve 35
Mariendistel 35
MBSR 50
Meditation: Augen 59
Meditation: Entspannung 60
Meditation: Kaayen 60
Meditation: Magen 59
Meerrettichwickel 27
Melisse 35
Menstruationsbeschwerden 140
Milch-Allergie 71
Milz-Pankreas-Meridian 45
Minzölwickel 29
Mistel 35
MP 45
MP 6 45
Muskelkater 178

N

N 46
N 3 46
Nahrungsmittelergänzungen 39, 81, 93, 97, 101, 107, 110, 116, 120, 125, 129, 134, 144, 150, 158, 167, 171, 190
Nasendusche 10
Nasendusche - Jala Neti 60
Nasennebenhöhlenentzündung 168
Nervosität, Unruhe 145
Nierenmeridian 46

O

Ohrenschmerzen 151
Ölbäder 14, 146, 164
Öle 38
    Spezialmischung 1 146
    Spezialmischung 2: 146
„Ölige Rebtropfen" 153
Ölwickel 12, 29
Ölziehen 11, 19

P

P 45
P 6 45
Palmieren 11, 20
Paschimottanasana 61
Passionsblume 35
Pausen - intermittierendes Fasten 66
Perikardmeridian 45
Pfefferminze 36
Pilates 51
PMR 51
Pulswickel 12, 29

Q

Qi Gong 51
Quarkwickel 30

R

Reiseapotheke / Erste Hilfe 192
Reis-Tage 69
Rheuma 155
Ringelblume 36
Rollkur 135
Rosenblüten 36
Rosmarin 36
Rosskastanie 36
Rückenschmerzen 159
Rückenschule 51

S

Salbei 36
Schafgarbe 36
Schlaflosigkeit 163
Schnapswickel 12, 30
Schnupfen 168
Schulterbrücke 61
Schulter-Pinsel 48
Sennespflanze 36
Setu Bandha Sarvangasana 61
Shalabhasana 56
Shirshasana 58
Sinusitis 168
Sitali/Sitkari 53
Sodbrennen 172
Sommertee 38
Sonnenbrand 176
Sonnenschutz 176
Spannungszustand, Stress 145
Spitzwegerich 36
Stiefmütterchen 36
Storchengang 11, 18
Stress, Spannungszustand 145
Supta Konasana 59
Süßholz (Lakritze) 36

T

Tai Chi 51
Taiyang 46
Taube 61
Tausendguldenkraut 36
TCM 63, 69, 70
    befeuchtend 64
    entspannende Wirkung 65
    erwärmend 64
    Feuchtigkeit ausleitend 65
    kühlend 64
    neutrale Wirkung 65
TCM-Tipp 79, 83, 89, 94, 97, 101, 103, 107, 110, 115, 124, 128, 133, 138, 143, 148, 158, 161, 166, 170, 174, 177, 183, 186, 189
Tees - Basisrezept 37
Tees, Teemischungen 37
    - abführend 181
    - Basisrezept 37
    - bei Allergien 78
    - bei Bauchschmerzen 87
    - bei beginnendem Infekt 96
    - bei Blasenentzündungen 109
    - bei Durchfall 93
    - bei Fieber 100
    - bei Gicht 162
    - bei Hämorrhoiden 102
    - bei hohem Blutdruck 131
    - bei Husten 114
    - bei Kopfschmerzen 123

Index

- bei Krampfadern 127
- bei Magen-Darm-Beschwerden 86
- bei Magenverstimmung 136
- bei Menstruationsbeschwerden 142
- bei Regelschmerzen 141
- bei Rückenschmerzen 160
- bei Schlaflosigkeit 165
- bei Schnupfen 169
- bei sehr starken Blutungen: 142
- bei Sodbrennen 173
- bei trockenem Husten 113
- bei Völlegefühl 136
- beruhigend 147
- entzündungshemmend 157
- für den Frühling 38
- für den Herbst 38
- für den Sommer 38
- für den Winter 38
- für die Zeit des Wechsels 185
- Gurgelmischung 96, 105
- Ingwertee 38, 87, 168
- schmerzlindernd bei Verletzungen: 179
- Vierwindetee 86
- während der Menstruation 141
- zur Stärkung bei Altersherz 131
- zur Unterstützung des Darmes 181
- zwischen den Blutungen 141

Thymian 36
Tofuwickel 13, 30
Tonauflagen 12
Topfenwickel 13, 30
Tormentill 37
Trikonasana 55
Triphala 180

U

Unterschenkelbad 11, 18
Unverträglichkeiten 71
Urdhva Hastasana 54
Utkatasana 54
Uttanasana 62

V

Verletzungen 178
Verstopfung 180
Vierwindetee 86
Virabhadrasana 59
Vorbeuge sitzend - Paschimottanasana 61
Vorbeuge stehend - die Wirbelsäule aufwecken - Uttanasana 62
Vrksasana 54

W

Wadenwickel 13, 23, 30
warme Auflagen 13
Warme Auflagen 31
Wechselatmung - Nadi Shodana 62
Wechselbad 11, 18
Wechselbeschwerden 184
Weide 37
Weißdorn 37
Weizen-Allergie 71
Wermut 37
Wickel, Anwendungen 11, 21, 77, 82, 85, 91, 95, 99, 102, 105, 108, 111, 118, 122, 126, 130, 135, 140, 146, 152, 155, 159, 164, 168, 172, 176, 178, 180, 184, 188
  Alkoholwickel 21
  Augentrostauflagen 21
  Beinwellauflagen 22
  Bienenwachswickel 22
  Eiswickel 23
  Essig"patscherl", -socken 23
  Feuchtwarme bis -heiße Wickel 23
  Heilerde- oder Lehmwickel 24
  Heiße Rolle 24
  Heublumenpackung, - dampfbad 25
  Ingwerkompressen 25
  Kalte Kompressen 26
  Kartoffelwickel 26
  Kirschkernkissen 27
  Kohlwickel 27
  Krautwickel 27
  Krenwickel 27
  Lavendelkompressen 28
  Lehm- oder Heilerdewickel 24
  Leinsamenwickel 28
  Meerrettichwickel 27
  Minzölwickel 29
  Ölwickel 29
  Pulswickel 29
  Quarkwickel 30
  Schnapswickel 30
  Tofuwickel 30
  Topfenwickel 30
  Wadenwickel 23, 30
  Warme Auflagen 31
  Zitronenwickel 31
  Zuhören und Zuwendung 32
  Zwiebelsäckchen 31
  Zwiebelsocken 32
  Zwiebelwickel 32

Y

Yintang 47
Yogatherapie 52, 80, 83, 87, 94, 97, 101, 104, 107, 109, 114, 125, 128, 133, 137, 142, 148, 158, 161, 165, 171, 174, 181, 185, 189
  Atemübung - Agni Sara 53
  Atemübung - Sitali/Sitkari 53
  Baum - Vrksasana 54

Berg - Urdhva Hastasana 54
Drehsessel - Utkatasana Variation 54
Drehsitz - Ardha Matsyendrasana 55
Dreieck -Trikonasana 55
Herzposition - Anahatasana 55
Heuschrecke - Shalabhasana 56
Hocke - Malasana 56
Hund - Adho Mukha Svanasana 56
Katze - Kuh - Chakravakasana 57
Kind - Balasana 57
Knie-zur-Brust - Apanasana 57
Kobra - Bhujangasana 58
Kopfstand - Shirshasana 58
Kreisende Hände 58
Kriegerin - Virabhadrasana 59
Liegende Winkelhaltung - Supta
    Konasana 59
Meditation: Augen 59
Meditation: Entspannung 60
Meditation: Kaayen 60
Meditation: Magen 59
Nasendusche - Jala Neti 60
Schulterbrücke - Setu Bandha Sarvan-
    gasana 61
Taube - Eka Pada Rajakapotasana 61
Vorbeuge sitzend 61
Vorbeuge stehend 62
Wechselatmung - Nadi Shodana 62
Ysop 37

Z

Zähne, Zahnfleischprobleme 188
Zaubernuss 37
Zinnkraut 37
Zinnkrauttee 109
Zitronenwickel 13, 31
Zuhören und Zuwendung 32
Zwiebelsäckchen 13, 31
Zwiebelsocken 13, 32
Zwiebelwickel 13, 32